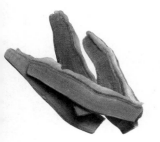

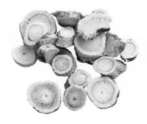

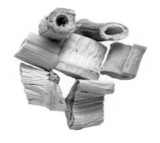

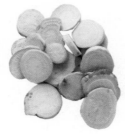

邓华亮　王伟　孙轸　主编

调脾胃

药食同源

U0254888

传承千年的中医瑰宝　四气五味　以食养生

未病先防　既病防变　愈后防复

四川科学技术出版社

图书在版编目（CIP）数据

　　药食同源调脾胃 / 邓华亮, 王伟, 孙轸主编. -- 成都：
四川科学技术出版社, 2024.5（2025.2重印）
　　ISBN 978-7-5727-1350-7

　　Ⅰ.①药… Ⅱ.①邓… ②王… ③孙… Ⅲ.①脾胃病
－食物疗法 Ⅳ.①R256.3

中国国家版本馆CIP数据核字（2024）第104444号

药食同源调脾胃

YAOSHI TONGYUAN TIAO PIWEI

主　　编　邓华亮　王　伟　孙　轸

出 品 人　程佳月
责任编辑　李　珉
助理编辑　王天芳
责任出版　欧晓春
出版发行　四川科学技术出版社
　　　　　成都市锦江区三色路238号　邮政编码　610023
　　　　　官方微博 http://weibo.com/sckjcbs
　　　　　官方微信公众号 sckjcbs
　　　　　传真 028-86361756
成品尺寸　185 mm × 260 mm
印　　张　13　　字数 250 千
印　　刷　四川华龙印务有限公司
版　　次　2024年5月第1版
印　　次　2025年2月第2次印刷
定　　价　58.00元

ISBN 978-7-5727-1350-7

邮购：成都市锦江区三色路238号新华之星A座25层　邮政编码：610023
电话：028-86361770

本书编委会

主　编　邓华亮　山东中医药大学附属医院

　　　　王　伟　山东中医药大学附属医院

　　　　孙　轸　山东中医药大学附属医院

副主编　杨　艺　山东中医药大学附属医院

　　　　王佑辉　山东中医药大学附属医院

　　　　姜　慧　山东中医药大学附属医院

　　　　赫连晓彤　山东中医药大学第二附属医院

编　委　李晓菲　山东中医药大学

　　　　梅　笑　山东中医药大学

　　　　潘海迪　山东中医药大学

　　　　贺昌辉　山东中医药大学

　　　　窦　鑫　山东中医药大学

　　　　马源鑫　山东中医药大学

前　言

　　药食同源，顾名思义是指药物和食物具有同一来源，既是餐桌上常见的食物，又是防病治病的药物，兼具药食两用性。我国药食同源文化源远流长，在长期的历史实践中积累了丰富的理论和实践经验，在防病治病、养生保健和抗衰益寿方面发挥了重要作用。随着社会经济的发展，人民生活水平的提高，大众养生保健观念的转变，进一步推动了药食同源类中药及保健品的研究开发。

　　脾胃为后天之本，气血生化之源，同居中焦，以膜相连。足太阴经属脾络胃，足阳明经属胃络脾，经脉络属互为表里，功能协同相互为用。胃纳脾运，升降相因，阴阳共用，分清泌浊，共同维持水谷的消化、吸收和输布。中医学脾胃藏象理论，涵盖了现代医学的消化、循环、免疫、血液、内分泌等多个系统的解剖和功能，"脾主卫""脾为五脏使""脾为百骸之母""百病皆因脾胃衰而生""五脏不足，求于胃"等论述均是其重要体现。

　　本书主要分为四个部分。绪论部分，介绍了药食同源的历史渊源，概括了我国从上古萌芽时期至今的研究进展，展望了药食同源物质的应用前景，总结了其与中药保健的关系。药食同源物质部分，列举了可用于调和脾胃的中药材，并从性味归经、功能主治、临床应用、现代药理学研究等方面分述。不同体质与辨证施食部分，从阴虚质、阳虚质、气虚质、气郁质、血瘀质、痰湿质、湿热质等7种体质入手，进行了基于体质学说的辨证施食、饮食宜忌、推荐食疗方的介绍。常见脾胃病食疗部分，从疾病病因病机、诊断、辨证施食、推荐食疗方等角度，对胃痛、胃痞、噎膈、呕吐、呃逆、腹痛、泄泻、痢疾、便秘等9种常见脾胃病展开陈述。

　　希望本书能够帮助读者了解身边的药食同源物质，根据自身状态明辨体质，依据病证性质辨证施食，通过养生指导和食疗建议，以偏纠偏，防病治病，获得最佳的健康效益。

　　本书在编撰过程中参考并引用了相关研究成果，在此向有关专家、学者表示衷心感谢。药食同源理论博大精深，因编者学识有限，书中难免有不足之处，谨望广大读者不吝赐教！

编者

2024 年 1 月

❀目 录❀

药食同源调
脾胃

药膳

002

药食同源调
脾胃

第一章 绪 论

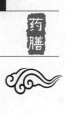

第一节 药食同源的历史渊源

药食同源，顾名思义是指药物和食物具有同一来源，既是餐桌上常见的食物，又是防病治病的药物，本质为可以食用的中药材，兼具药食两用性，如常见的调料——花椒、八角、肉桂、豆蔻……餐桌常见的食物——莲子、山药、芡实、薏苡仁、薄荷、紫苏叶、山楂、大枣、枸杞、赤小豆、绿豆等在中医临床中都是常见且使用率高的中药材，由此可知，药食同源是中医理论的产物，是几千年来人民在生产实践中认识药物和食物并对两者关系的概括。

从广义上看，药食同源物质是基于药食同源理念的指导，在我国传统中医学和食疗学中使用的既可食用又可药用的中药材物质；狭义的药食同源物质是从广义的药食同源物质中选择已有国家中药材标准，经过食品安全风险评估，认为长期服用对人体无害的动物和植物可食用部分，习惯上，亦将狭义的药食同源物质称为药食两用品。

目前，药食同源物质主要用于开发药食同源食品和保健食品，两者虽都属于食品范畴，但需区别对待。从允许使用的中药材来看，保健食品中还可添加 114 种可用于保健的中药；从功能来看，药食同源食品为普通食品，不能宣称其具有保健功效，而保健食品可经功能性评估后宣称具有特定的保健功效；从安全性及适用人群来看，药食同源食品为普通食品，安全性已得到验证，大部分人群皆可食，而保健食品为特殊食品，上市前需经过安全性评估，适用于特殊人群。

药食同源理论正式提出是在 20 世纪 20—30 年代，而其理论的形成是一个漫长的过程。

一、上古时期至春秋时期——萌芽

药食同源理论的起源最早可以追溯到上古时期，人类为了生存，在寻找食物的过程中发现有些食物味道甘美，可以果腹；有些食物食用后引起中毒或不适；有些食物却具有一定治病功效，食用后使身体存在的不适感减轻或消除。自此以后，人类在寻觅食物的过程中有所辨别和选择，经口尝身受、切身体验、长期总结，将常见食物划分出了具有调理身体、治疗疾病的药物，积累并丰富了药物知识，此时期可以说是药食同源理论的发端。

距今三千多年前的商代便有关于疾病和医药卫生的甲骨文记载，该时期最著名的人物之一当属伊尹，《汉书·艺文志》中记载有《汤液经法》，医家都认为此书为伊尹所撰。晋代皇甫谧云："伊尹以亚圣之才，撰用《神农本草》，以为《汤液》。"又云："仲景论广伊尹《汤液》为数十卷，用之多验。"南朝齐梁代陶弘景在列数古代医哲先贤时也不忘伊尹的功绩："昔神农氏之王天下也，画易卦，以通鬼神之情；

造耕种，以省煞害之弊；宣药疗疾，以拯夭伤之命。此三道者，历群圣而滋彰。文王、孔子，象象系辞，幽赞人天；后稷、伊芳尹，播厥百谷，惠被生民。岐皇彭扁，振扬辅导，恩流含气。并岁逾三千，民到于今赖之。"历代上古医家圣贤中也记载："伊尹殷时圣人，制《汤液本草》，后世多祖其法。"汤液的发明提高了医药的疗效，成为中药学最主要的特色之一，以集烹调与汤液技术于一身的伊尹为代表的商代众人开药食同源发展的先河。

周代已有专业的医生"聚毒药以供医事"，出现了食医（营养医）、疾医（内科）、疡医（外科）、兽医的医学分科，并开始进行除虫、灭鼠等改善环境卫生的防病活动，其中食医便是药食同源理论具体实践的发端。

成书于春秋战国时期的《黄帝内经》是一部综合论述中医理论的经典著作，它是以古代的解剖知识为基础，以古代的哲学思想为指导，通过对生命现象的长期观察，经医疗实践的反复验证，由感性到理性，由片段到综合，逐渐发展而成的。《黄帝内经》是在古代朴素唯物辩证法思想的指导下，提出了许多重要的理论原则和学术观点，为中医学的发展奠定了坚实的基础。《黄帝内经》并非一人一手一时所作，乃是古人托黄帝之名，经数代人汇集的结果，其中有对食疗理论、治病原则的经典记载与指导——"大毒治病，十去其六；常毒治病，十去其七；小毒治病，十去其八；无毒治病，十去其九；谷肉果菜，食养尽之，无使过之，伤其正也"，此为最早的食疗原则。

二、秦汉时期——发展

汉代《神农本草经》的问世对中药学发展起到深远的影响，其将东汉以前零散的药学知识进行了系统总结，其中包含了许多具有科学价值的内容，被历代医家所珍视。其托名"神农"所作，最具典型的传说便是家喻户晓的"神农尝百草"，《史记补·三皇本纪》中载："神农氏作蜡祭，以赭鞭鞭草木，始尝百草，始有医药。"《淮南子·修务训》记载："神农尝百草之滋味，一日而遇七十毒。"《搜神记》也写道："神农以赭鞭鞭百草，尽知其平毒寒温之性，臭味所主，以播百谷。"其为秦汉时期众多医学家搜集、总结、整理当时药物学经验成果的专著，是对我国中医药的第一次系统总结，是中药学理论发展的源头。

《神农本草经》载药365种，以三品分类法，分上、中、下三品，文字简练古朴，成为中药理论精髓。《神农本草经·序录》中详细记载："上药一百二十种为君，主养命以应天，无毒，多服久服不伤人，欲轻身益气不老延年者，本上经；中药一百二十种为臣，主养性以应人，无毒有毒，斟酌其宜，欲遏病补虚羸者，本中经；下药一百二十五种为佐使，主治病以应地，多毒，不可久服，欲除寒热邪气、破积聚、愈疾者，本下经。"按其所言，上品之药如人参、甘草、地黄、黄连、大枣等无毒，不伤人，久服轻身延年，可以说是最早关于药食同源食物的划分和记载，所载内容至今仍起着重要的指导作用。

三、南北朝时期——完善

南北朝时期，雷敦著《雷公炮炙论》，细数各种药物所适宜的炮炙方法，提高药效，减轻毒性或烈性，发展了药物加工手段。陶弘景总结魏晋以来三百余年间药学的发展历程，撰写《神农本草经集注》7卷，所载药物达730种，创造以药物自然属性为依据的分类方法，并对药物产地、采制加工、真伪鉴别等均作了详细论述。该时期中药学的发展为药食同源理论奠定了坚实的理论基础与物质基础。

四、唐宋元——兴盛

唐宋时期出现了大量的食疗养生书籍，药食同源的理论和实践均得到极大的发展。

唐代发达的交通、贸易在带动经济发展的同时，促进了国内外文化交流，输入更多的药物，进一步丰富了中药学。为适应形势需要，显庆四年（659年）颁行《新修本草》（又名《唐本草》），该书收载药物800余种，同时增加了药物图谱，并附以文字说明，开创世界药学著作先例，对世界药学发展做出了重要贡献。

《黄帝内经太素》一书中就有"空腹食之为食物，患者食之为药物"的理论，反映出药食同源的思想；孙思邈的《备急千金要方》《千金翼方》被认定为重量级巨著，集古代药食同源理论之大成。

孟诜以《备急千金要方·食治》为蓝本，增订而成《食疗本草》，记述既能食用又能疗病的中药，是唐代食物治病专书。该书分3卷，收载227种药物，所载食疗方下均注明药性，其次分记功效、禁忌，其间或夹有形态、产地等；另有动物脏器的食疗方法和藻菌类食品的医疗应用，以及产妇、小儿等饮食宜忌的记述；所录波斯石蜜、高昌榆白皮等，能反映亚洲中部地区使用食疗药材的情况。该书是我国现存最早的食疗专著，也是世界上现存最早的食疗专著，后世多有引用，是一部研究食疗和营养学的重要文献。

唐朝开始使用动物组织、器官等治疗疾病，如《新修本草》中记载了用羊肝治疗夜盲症和改善视力的经验；《本草拾遗》中记载了人胞（胎盘）作为强壮剂的功效；《备急千金要方》中则记录了使用羊靥（羊的甲状腺）和鹿靥（鹿的甲状腺）治疗甲状腺疾病，并对神曲的性质功效作了明确的说明。可以说唐朝的兴盛带动了中药学的发展，更促进了药食同源理论的发展与实践推广。

咎殷撰写的《食医心鉴》系食物疗法专著，此书重在介绍食疗方，而不仅列单味药物。该书介绍了羹、馄饨、饼、茶、酒等剂型，按中风、脚气、消渴、淋病及部分妇科、儿科疾病等进行分类，后列食疗方药。该书有三大特点，一是理论与实践结合较好，在每一类食疗方之前都有一篇简论，论述该类病的成因、症状以及食疗的原理，书中收有十多个治疗妇人产后疾病的食疗方，有治"气血不调，虚损无力"的白羊肉红米粥方，治"产后虚损，乳汁不下"的猪蹄粥方，治"产后痢，腰腹肚痛"的野鸡肉馄饨方等；二是简明实用，所收食疗方均注明原料、用量、制法、食法等，如"治脾胃气弱食饮不下黄瘦无力方：面（四大两）、白羊肉（四大两），右溲面作索饼，以羊肉作腥，熟煮，空心食之。以生姜汁溲面更佳"，患者一看此方，就可以自行制作，相当方便；三是食疗方的原料大多是常见的，所做的食品多为粥、面条、馄饨、汤、羹、酒等，亦是常见的。

宋代在研究各种药物及其炮制技术方面有了进一步发展，唐慎微整理了经史百家 246 种典籍中有关药学的资料，在《嘉祐补注神农本草》《图经本草》的基础上，于 1083 年撰成《经史证类备急本草》（后世简称《证类本草》），全书 32 卷，载药 1 558 种，附方 3 000 余首。《证类本草》对宋以前的本草学成就进行了系统的总结，在《本草纲目》问世之前流行 500 余年，一直是本草学研究的范本，在本草史上具有重要地位。

元代在药食同源发展方面最具代表性的首推忽思慧所著《饮膳正要》，该书是我国最早的一部营养学专著，它超越了药膳食疗的旧观念，从营养的观点出发，强调正常人加强饮食卫生和营养调摄以预防疾病，是中医食疗药膳发展史上的一个里程碑，标志着我国食疗药膳的成熟和高度发展水平。全书共 3 卷，卷一讲的是诸般禁忌、聚珍品撰；卷二讲的是诸般汤煎、食疗诸病及食物相反中毒等；卷三讲的是米谷品、兽品、禽品、鱼品、果菜品和料物等。该书总结并发展了食疗法，同时记载了蒸馏法制酒工艺，制酒工艺的发展提高了酒精浓度，进而提高药酒质量。

该时期另一部著作当属贾铭所撰写的《饮食须知》，依据"饮食精以养生""物性有相反相忌"将其分为水火、谷类、菜类、果类、味类、鱼类、禽类、兽类 8 卷，对食物的性味、反忌、毒性、收藏等进行了编选介绍，提出了"养生者未尝不害生"的观点，告诫人们在日常饮食中要合理膳食，注意饮食卫生，不可"多食"，避免因饮食不当而损害健康。该书不仅对厨师取菜有重要参考价值，而且对人们的日常生活也有一定的指导意义。

五、明清——成熟

明代李时珍所著《本草纲目》是我国一部药物学巨著，也是我国古代的百科全书，该书载药 1 892 种，改绘药图、订正错误，新增药物 374 种，并按药物自然属性分为 16 部，60 类。书中指出了许多药物的真正效用，如常山可治疟疾，延胡索能够止痛，还列举了日常生活中容易中毒的例子，用锡做盛酒器，因有毒素能溶解在酒中，久之会使饮酒的人慢性中毒。该书是对我国 16 世纪以前本草学的全面总结，对我国药物学的发展起着重大作用。公元 1606 年《本草纲目》首先传入日本，1647 年波兰人弥格来到我国，将《本草纲目》译成拉丁文流传欧洲，后又陆续被译成日、德、英、法、俄五国文字。英国生物学家达尔文称《本草纲目》为"1596 年的百科全书"。1953 年出版的《中华人民共和国药典》（简称《中国药典》）共收集 531 种药物和制剂，其中采自《本草纲目》中的药物和制剂就有 100 种以上。2011 年 5 月，金陵本《本草纲目》入选联合国世界记忆遗产名录。这部巨著在成书后至今的400余年里，已深深植根于中国传统文化中，也渗透进国人的生活中，医家将之作为行医用药的准绳，普通百姓将之作为日常食疗养生的指南。

李时珍著的《本草纲目》是最为璀璨的明珠，其包含诸多养生保健内容，以中医五行学说为核心，以五味发挥五行学说，被认为是集前朝养、疗本草之大成，是前人药食同源理论和实践的总结，并在此基础上衍生出自己独特的理论体系，有力地证实了中医药食同源理论。

《食物本草》与《本草纲目》一起被称为中华中医学文化宝库中的两颗璀璨的明珠，为明代著名中医学家卢和编撰，是当时宫廷手绘彩本藏书。全书一套4册，近5万文字，用中医药语言生动地介绍了古代人们生活中常见的近400种食用药材的疗身药用、养生保健价值。该书至今仍是常用的中医食疗类著作的经典代表，具有很好的社会影响，广受读者认可。

清代杰出医学家赵学敏所著的《本草纲目拾遗》是继李时珍《本草纲目》后对药学的再一次总结，本书实际是李时珍《本草纲目》的续篇，体例与《本草纲目》类似，全书10卷，按水、火、土、金、石、草、木、藤、花、果、谷、蔬、器用、禽、兽、鳞、介、虫分类，除未列入部外，另加藤、花两类，并把"金石"部分为两部，对《本草纲目》的药物加以补充和订正，关于药物形态的描述和功效用法都有详细的记载。本书资料主要来源于群众实践，书中引经据典，增录了药物716种，吸收了不少民间药物和外来药物，内容十分丰富，在继承历代中药学朴实的传统同时，为中药学增添了大量的用药新素材。

我国中药学自汉代至清朝，在继承前人的同时均有所发展，各个时代都有其特色，并且将艰难晦涩的中药学细化，越发贴近生活，接近民生，进而推动了药食同源理论的产生、发展、实践。可以说药食同源理论是中药学发展历程中一个璀璨成果，是中医药文化生活化、平民化、传承化的最好体现。

六、民国时代以后——规范化、系统化

自鸦片战争后，百年的屈辱史不仅是中华民族的浩劫，更是中医学的浩劫，但中华人民共和国成立以后，在党和政府的正确领导下，中医药事业迎来了新生，中医药院校的设立，养生学、营养学、食疗学、药膳学等专业的设置为中医药事业的继承与发展、中医药人才的培养提供了稳定而广阔的舞台，药食同源理论得到进一步的发展与实践。

药食同源在我国历史悠久，1987年10月，原卫生部（现国家卫生健康委）发布了《禁止食品加药卫生管理办法》，并公布了第一批《既是食品又是药品的品种名单》，药食同源管理制度逐步建立，此后多次更新、增补、重拟、修订《既是食品又是药品的物品名单》，并向社会公开征求名录内容的补充和修订意见。

《中华人民共和国中医药法》的出台为支持发展中医养生保健服务提供了政策支

药食同源调
脾胃

药膳

持，2018 年国家中医药管理局发布《中医养生保健服务规范（试行）》（征求意见稿），明确指出不得为服务对象提供或开立不符合《既是食品又是药品的物品名单》《可用于保健食品的物品名单》中规定的中药饮片及《保健食品禁用物品名单》中规定的禁止使用的中药饮片。国家通过颁布系列法律法规为药食同源理论的发展、完善与实践及药食同源物质的挖掘、推广创造了良好的环境。

叶橘泉所著《食物中药与便方》对"药食兼用"的食物与中药功效作了全面的介绍，并详细列出适应的药膳配方，成为原卫生部制定《既是食品又是药品的物品名单》的重要参考。翁维健教授的《食补与食疗》，彭铭泉教授的《中国药膳学》，孟仲法教授的《中国食疗学》，谭兴贵教授、谢梦洲教授的《中医药膳学》等为药食同源理论与药膳学科的发展开创了新局面。

同样深受中国医学影响的日本在近代也有"医食同源，药食一如"的说法，药食同源这一概念实际上是中国传统医学中食疗、药膳、养生等方面思想的反映，体现了中国传统医学对药物和食物起源上的联系的认识。

第二节 药食同源的研究进展

随着经济的发展，生活水平的提高，人们的健康观念逐步发生变化，社会医疗模式已经由最初的治疗型逐步转变为预防保健型，人们对于健康的重视进一步推动对药食同源物质的研究。我国药食同源文化源远流长，在长期的实践中积累了丰富的理论和经验方，药食同源物质在强身健体、养生保健和抗衰益寿等方面具有独到之处。

日本率先提出"功能性食品"概念，并于 1991 年修改《营养改善法》，将功能性食品纳入特殊用途食品范围；美国食品药品监督管理局指出膳食补充食品标签中禁止使用"治疗""疾病"等词语。

2002 年，原卫生部公布《关于进一步规范保健食品原料管理的通知》，对既是食品又是药品的物品、可用于保健食品的物品和保健食品禁用物品做出具体规定。

2021 年 11 月 15 日，国家卫生健康委食品安全标准与监测评估司发布《按照传统既是食品又是中药材的物质目录管理规定》，明确了药食同源物质的动态调整和管理规范。

一、国家卫生健康委公布的有关物品名单

（一）既是食品又是药品的物品名单（2002 年）

丁香、八角茴香、刀豆、小茴香、小蓟、山药、山楂、马齿苋、乌梢蛇、乌梅、木瓜、火麻仁、代代花、玉竹、甘草、白芷、白果、白扁豆、白扁豆花、龙眼肉（桂圆）、决明子、百合、肉豆蔻、肉桂、余甘子、佛手、杏仁、沙棘、牡蛎、芡实、花椒、赤小豆、阿胶、鸡内金、麦芽、昆布、枣（大枣、黑枣、酸枣）、罗汉果、郁李

仁、金银花、青果、鱼腥草、姜（生姜、干姜）、枳椇子、枸杞子、栀子、砂仁、胖大海、茯苓、香橼、香薷、桃仁、桑叶、桑葚、橘红、桔梗、益智仁、荷叶、莱菔子、莲子、高良姜、淡竹叶、淡豆豉、菊花、菊苣、黄芥子、黄精、紫苏、紫苏子、葛根、黑芝麻、黑胡椒、槐米、槐花、蒲公英、蜂蜜、榧子、酸枣仁、鲜白茅根、鲜芦根、蝮蛇、橘皮、薄荷、薏苡仁、薤白、覆盆子、藿香。

（二）新增14种中药材物质（2014年征求意见稿）

人参、山银花、芫荽、玫瑰花、松花粉、粉葛、布渣叶、夏枯草、当归、山奈、西红花、草果、姜黄、荜茇，在限定使用范围和剂量内作为药食两用。

（三）2023年新增9种中药材物质作为按照传统既是食品又是中药材的物质

党参、肉苁蓉、铁皮石斛、西洋参、黄芪、灵芝、天麻、山茱萸、杜仲叶，在限定使用范围和剂量内作为药食两用。

（四）可用于保健食品的物品名单（2002年）

人参、人参叶、人参果、三七、土茯苓、大蓟、女贞子、山茱萸、川牛膝、川贝母、川芎、马鹿胎、马鹿茸、马鹿骨、丹参、五加皮、五味子、升麻、天冬、天麻、太子参、巴戟天、木香、木贼、牛蒡子、牛蒡根、车前子、车前草、北沙参、平贝母、玄参、生地黄、生何首乌、白及、白术、白芍、白豆蔻、石决明、铁皮石斛、地骨皮、当归、竹茹、红花、红景天、西洋参、吴茱萸、怀牛膝、杜仲、杜仲叶、沙苑子、牡丹皮、芦荟、苍术、补骨脂、诃子、赤芍、远志、麦冬、龟甲、佩兰、侧柏叶、制大黄、制何首乌、刺五加、刺玫果、泽兰、泽泻、玫瑰花、玫瑰茄、知母、罗布麻、苦丁茶、金荞麦、金樱子、青皮、厚朴、厚朴花、姜黄、枳壳、枳实、柏子仁、珍珠、绞股蓝、胡芦巴、茜草、荜茇、韭菜子、首乌藤、香附、骨碎补、党参、桑白皮、桑枝、浙贝母、益母草、积雪草、淫羊藿、菟丝子、野菊花、银杏叶、黄芪、湖北贝母、番泻叶、蛤蚧、越橘、槐实、蒲黄、蒺藜、蜂胶、酸角、墨旱莲、熟大黄、熟地黄、鳖甲。

（五）保健食品禁用物品名单（2002年）

八角莲、八里麻、千金子、土青木香、山莨菪、川乌、广防己、马桑叶、马钱子、六角莲、天仙子、巴豆、水银、长春花、甘遂、生天南星、生半夏、生白附子、生狼毒、白降丹、石蒜、关木通、农吉痢、夹竹桃、朱砂、米壳（罂粟壳）、红升丹、红豆杉、红茴香、红粉、羊角拗、羊踯躅、丽江山慈菇、京大戟、昆明山海棠、河豚、闹羊花、青娘虫、鱼藤、洋地黄、洋金花、牵牛子、砒石（白砒、红砒、砒霜）、草乌、香加皮（杠柳皮）、骆驼蓬、鬼臼、莽草、铁棒槌、铃兰、雪上一枝蒿、黄花夹竹桃、斑蝥、硫黄、雄黄、雷公藤、颠茄、藜芦、蟾酥。

（六）明确不是普通食品的名单（历年发文总结）

西洋参、鱼肝油、灵芝（赤芝）、紫芝、冬虫夏草、莲子心、薰衣草、大豆异黄酮、灵芝孢子粉、鹿角、龟甲。

（七）明确为普通食品的名单

白毛银露梅、黄明胶、海藻糖、五指毛桃、中链甘油三酯、牛蒡根、低聚果糖、沙棘叶、天贝、冬青科苦丁茶、梨果仙人掌、玉米须、抗性糊精、平卧菊三七、大麦苗、养殖梅花鹿其他副产品（除鹿茸、鹿角、鹿胎、鹿骨外）、梨果仙人掌、木犀科粗壮女贞苦丁茶、水苏糖、玫瑰花、凉粉草、酸角、针叶樱桃果、油菜花粉、玉米花粉、松花粉、向日葵花粉、紫云英花粉、荞麦花粉、芝麻花粉、高粱花粉、魔芋、钝顶螺旋藻、极大螺旋藻、刺梨、玫瑰茄、蚕蛹、耳叶牛皮消。

科学技术的进步与发展为人们深入了解、发掘中药潜力带来了巨大的便利，对中药有效成分的分离提取使得人们对中药的认识由中医传统的四气五味逐步走向量化，中药的功效已不仅仅局限于历代本草著家的总结，更延伸出现代药理研究，为认识中药打开新天地。

二、部分药食同源物质的现代药理研究

人参的化学提取成分人参皂苷具有抗休克，增强消化、吸收能力，促进大脑对能量物质的利用，增强记忆力，促进造血功能，抗疲劳、抗衰老，增强免疫力、抗肿瘤等作用。

西洋参含片、胶囊或水煎液及皂苷均具有抗缺氧、抗疲劳、改善和增强记忆力的作用。西洋参多糖能升高白细胞、提高免疫力、抗肿瘤。西洋参皂苷具有中枢抑制、抗心律失常、抗应激、降血脂、降血糖和镇静等作用。

党参有效成分能调节胃肠运动刺激胃泌素释放，抑制胃酸分泌，保护胃黏膜，抗溃疡；促进双歧杆菌生长，调节肠道菌群比例失调；升高外周血红蛋白，促进脾脏代偿造血功能；增强免疫力，兴奋呼吸中枢，改善学习记忆能力。此外，党参还有延缓衰老、抗缺氧、抗辐射、抗低血糖、调节血脂和抗心肌缺血等作用。

黄芪多糖能促进 RNA 和蛋白质合成，使细胞生长旺盛，寿命延长，并能抗疲劳、耐低温、抗流感病毒；黄芪水煎液、多糖皂苷对造血功能有保护和促进作用；黄芪总黄酮和总皂苷能保护缺血缺氧心肌；黄芪水煎液有保护肾脏、消除尿蛋白、利尿等作用，并对血压有双重调节作用。此外，黄芪还有抗衰老、抗辐射、抗炎、降血脂、降血糖、增强免疫、抗肿瘤和保肝等作用。

红景天及其有效成分红景天苷具有抗寒冷、抗疲劳、抗缺氧、抗心肌缺血、抗病毒、抗衰老、抗微波辐射、提高工作效率、提高脑力活动、保护造血系统等作用。此外，红景天还可以保护神经细胞、调节免疫、降血脂、抗心律失常、降血糖、抗肿瘤等。

当归有效成分可以兴奋子宫、增加冠状动脉血流量、促进血红蛋白及红细胞的生成、增强机体免疫力、抑制炎症后期肉芽组织增生，此外，还具有抗脂质过氧化、抗肿瘤、抗菌、抗辐射等作用。

铁皮石斛能促进胃液的分泌而助消化，使肠蠕动亢进而通便；但若用量增大，反使肠肌麻痹。其有效成分可以提高免疫力及抗肿瘤、抗血栓形成、抗氧化、降血糖等。

通过现代药理学分析发现，药食同源物质中含有的黄酮、皂苷、酚类等成分抗氧化活性强，可通过调节氧化应激反应和清除自由基来防治疾病，不仅安全性高，还适于长期食用。因其具有天然、健康、应用广泛等特点，在医药和功能食品领域备受关注。

现代营养学研究发现，国家卫生健康委所确认的药食同源类中药原料不仅含有蛋白质、多糖、脂肪、维生素、微量元素等必需营养素，还含有治疗（或辅助治疗）疾病、促进营养物质吸收、改善人体健康状况等功能的其他活性成分，如中药中抗氧化成分已广泛应用于包括冠心病和高血压在内的心血管疾病的治疗。

通过对相关文献中记载的具有抗疲劳作用的药食同源物质的统计研究，发现其所含的主要成分是多糖、蛋白质及肽类、黄酮等，作用机制主要是调节能量代谢、提高缺氧耐受力、抗氧化、改善疲劳所致骨骼肌细胞超微结构改变、调节神经系统、增强免疫及调节内分泌等。

虾青素具有显著的抗氧化作用，被赞誉为"超级维生素E"，是一种高级保健食品，研究发现虾青素比其他类胡萝卜素有更强大的抗氧化作用，通过口服和外用治疗相结合，改善角质细胞层、表皮层、基底层和真皮层等各层皮肤状况。虾青素在肾脏保护方面具有巨大的应用价值。雨生红球藻作为食用虾青素的唯一来源近年来备受关注，我国在2010年正式批准雨生红球藻为我国新资源食品，同时其也是美国食品药品监督管理局批准可以食用虾青素提取的来源之一，为天然虾青素在药物及功能食品的开发方面提供了政策依据。

从金枪鱼等富含脂肪的鱼类中提取得到的鱼油现已被广泛用于婴幼儿食品、各类营养保健品；紫菜中所含的多糖因具有增加细胞活力、升高乳酸脱氢酶、降低活性氧含量、降低细胞坏死率等作用，具有调血脂、抗凝、抑制血栓生成等作用，因而在预防和治疗动脉粥样硬化、心肌梗死等疾病方面具有重要意义；我国自主研发的第一个海洋多糖类药物藻酸双酯钠来源于褐藻，目前已开发出多种剂型用于临床治疗。

通过现代科学技术提取药食两用食物有效成分，一方面使食物得到充分而合理的使用，另一方面提高有效成分的纯度，生产保健品、药膳、药食奶茶等，更好发挥保健作用，促进经济发展。

第三节　药食同源的应用前景

国务院办公厅《关于进一步促进农产品加工业发展的意见》明确提出"重点支持果品、蔬菜、茶叶、菌类和中药材等营养功能成分提取技术研究，开发营养均衡、养生保健、食药同源的加工食品"；《中共中央　国务院关于深入推进农业供给侧结构

性改革　加快培育农业农村发展新动能的若干意见》提出"加强新食品原料、药食同源食品开发和应用"。《国民营养计划（2017—2030年）》中强调要大力发展传统食养服务，"进一步完善我国既是食品又是中药材的物品名单。深入调研，筛选一批具有一定使用历史和实证依据的传统食材和配伍，对其养生作用进行实证研究。建设养生食材数据库和信息化共享平台"。

随着人们对健康意识的不断重视及对药食同源物质的进一步挖掘，药物与食物的相互融合已成为一大趋势，药食同源物质在日常生活、抗衰老、疾病预防与治疗康复等方面有着重要的作用与开发前景，是健康中国实施的重要保障。

近年来，牡蛎中的海洋多肽备受关注，从牡蛎中提取的牡蛎多肽能显著抑制小鼠肉瘤 S180 生长，对兔角膜 VX2 肉瘤诱生的新生血管有明显抑制作用，表明牡蛎多肽有可能通过抗血管生成进而抑制肿瘤生长，未来可作为一种新型高效、安全的海洋抗肿瘤药物。

又如痛经是目前临床常见病、多发病，需要长期治疗，现代医学常予对症止痛等处理，但停药后症状易反复，难以治愈。药食同源物质可在长期服用过程中达到调补体质、纠正疾病偏性的优势，在防治痛经中运用广泛。

现代科学研究发现，枸杞的成分类型多样，主要涉及生物碱、黄酮、菇类等化合物。多糖及类胡萝卜素衍生物也是枸杞常见的成分，具有抗氧化、抗肿瘤、抗炎、肝保护、神经保护、抗微生物及抗辐射等作用。枸杞可以开发成枸杞食用色素。枸杞除果实和根皮外，叶、花也是功能性食品的重要原料，具有潜在的资源价值及产业化前景。

随着社会经济的发展，高压力的工作环境、黑白颠倒的作息时间、卫生状况堪忧的外卖、借酒消愁的解压方式等使负责人体代谢和消化的重要器官——肝脏的压力日益加剧，肝脏疾病的发病率逐年升高，因此保护肝脏免受损伤、修复受损肝细胞、恢复肝脏功能尤为重要，很多药食同源物质（葛根、大枣、枸杞、牡蛎、山楂、茯苓等）在肝脏疾病的防治上有显著的疗效，目前已成为酒精性肝病治疗的新方向，如解酒保肝汤中重用山楂消食化积、解酒破疲，效果显著。药食同源物质在保肝、护肝方面的重要作用值得进一步开发研究。

有研究发现包括人参、灵芝、天麻、当归、姜黄、山茱萸、西红花、肉苁蓉、甘草等共30多种中药材的有效成分可以抑制炎症反应、抗氧化应激和改善细胞凋亡等，在预防和治疗阿尔茨海默病方面有一定作用，并且可以提升学习认知能力和记忆力。

中药抗疲劳多靶点的特点可被用于开发药食同源类抗疲劳保健食品。

既是食品又是药品的属性，使得药食同源的中药材成为人们养生的首选。药食同源食疗产品的安全有效使人们逐步由依赖药物转向食疗。开放的政策创造出了良好的药食同源市场环境。药食同源目录扩容增添了市场活力，越来越多的药材食品的准入，扩大了药食同源市场。随着药食同源市场的扩容，将推进企业经营成本降低，中小药店也迎来发展机会，中药产业将持续发展，也可进一步满足群众对中药产品的购买需求。随着国民健康意识的加强，人们对于中医药品的需求提高，药食同源市场放量将持续加速。

在药食同源食品开发应用的过程中，现代药理的研究更多的是从化学成分分析，缺乏中医学理论中的配伍配方、物质组成及食、药用机制，中药的"四气五味""药物归经"恰恰是中医药的最大特色和独特魅力。另外，在加工过程中，食性、药性的提取精制和结构改造等工业化转换也会影响产品后续的食用效用，在产学研方面的合作交流断层也会制约产业技术的创新发展，虽然目前一些企业都开始重视研发投入，但在具体的应用过程中依然存在一些不足，加工产品的研发力度与国际市场还存在一定差距。

第四节　药食同源与中药保健

药食同源理论的核心是中药材，与中医药产业密切相关，药食同源物质具有天然的安全性，在预防保健方面有显著的作用。药食同源理论可以说是中医理论中的重要部分，与中药保健既一脉相承，又是中药保健平民化、生活化的体现。

中药保健是指在中医理论指导下使用中药达到维护身体健康、提高正气、预防疾病的目的，药食同源理论更是在中医理论的指导下所诞生的，两者均是植根于中医文化之中，均是中医"治未病"思想的体现。

"治未病"思想是中医理论体系所独有的，最早见于春秋战国时期的《黄帝内经·四气调神大论》"是故圣人不治已病，治未病，不治已乱，治未乱，此之谓也。夫病已成而后药之，乱已成而后治之，譬犹渴而穿井，斗而铸锥，不亦晚乎"，意思是说，高明的医生不是在生病之后才去治疗，而是在还没有生病的时候就进行预防，不是在身体的功能紊乱之后才去调理，而是在身体的功能还没有紊乱的时候就进行预防。疾病已经生成然后才去用药治疗，身体的功能紊乱之后才去进行调理，打一个比方，就像是口渴了才去掘井、战斗已经开始了才去铸造武器一样，不是太晚了吗？中医"治未病"理论包括以下三个方面：未病先防、既病防变、瘥后防复。

一、未病先防

未病先防意思是在患病之前即采取措施进行预防，防患于未然。中医素有"正气存内，邪不可干""邪之所凑，其气必虚"之说。人身之所以生病，直接原因是感受外邪，而根本原因是在于人体正气不足，固护正气是预防疾病的关键，尤其是发病率较高的老年人、幼儿及体质较弱的人群，培护正气尤为重要。民以食为天，药食同源物质恰是日常保健、维护正气最好的选择。

二、既病防变

《金匮要略·脏腑经络先后病脉证第一》问曰：上工治未病，何也？师曰：夫治未病者，见肝之病，知肝传脾，当先实脾，四季脾王不受邪，即勿补之；中工不晓相传，见肝之病，不解实脾，惟治肝也。

中医理论中肝属于木，脾属于土，五行学说中木克土，故肝系统会影响脾系统，所以在治未病的时候，不仅要提前预防，防患于未然，而且在疾病发生之初，要准确预测疾病的发展，并进一步采取措施阻止疾病进一步发展。

三、瘥后防复

瘥后防复是说在疾病痊愈之后要防止疾病复发，这也属于"治未病"，《黄帝内经·素问·热论》"帝曰：热病已愈，时有所遗者，何也？岐伯曰：诸遗者，热甚而强食之，故有所遗也。若此者，皆病已衰而热有所藏，因其谷气相薄，两热相合，故有所遗也"。意思是黄帝说：热病已经痊愈，常有余邪不尽，是什么原因呢？岐伯说：凡是余邪不尽的，都是因为在发热较重的时候强进饮食，所以有余热遗留。像这样的病，都是病势虽然已经衰退，但尚有余热蕴藏于内，如勉强病人进食，则必因饮食不化而生热，与残存的余热相薄，则两热相合，又重新发热，所以有余热不尽的情况出现。饮食在疾病的治疗、康复、痊愈过程中起着重要的作用，恰当的饮食有助于疾病的痊愈、机体功能的恢复。

古人区分食物和药物，主要基于功能不同，但第一原则均是安全性，药食同源物质大多性味平和、功效平稳，归脾经、胃经的食物占比最多，多为补益药，具有调养、康复、保健作用，食用药食同源物质可达到保健的目的。

第二章　药食同源物质

八角茴香

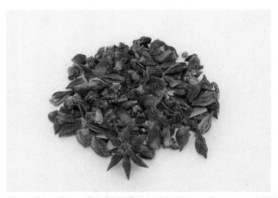

　　八角茴香为木兰科植物八角茴香的干燥成熟果实，由八个蓇葖果放射排列呈八角形而得名，故又名八角大茴香、八角、八角珠等。因古代多由国外进口，故也被称为舶茴香。八角茴香之名始载于《本草品汇精要》："主一切冷气及诸疝疼痛。"《本草蒙筌》记载："主肾劳疝气，小肠吊气挛疼，干、湿脚气，膀胱冷气肿痛。开胃止呕，下食，补命门不足。"《医学入门》云："专主腰痛。"

　　八角茴香性温，味辛，归肝经、肾经、脾经、胃经，具有温阳散寒、理气止痛、健胃止呕、开胃下食的功效。阴虚火旺者慎用。

　　八角茴香善于温散中下二焦之寒邪，可用治寒疝腹痛、腰膝冷痛、寒湿脚气等症。治疗腰痛如刺，八角茴香可单独服用，又可外以糯米炒热，敷于痛处；治疗腰重刺胀，八角茴香炒用研粉，以酒送服。

　　八角茴香可治疗肾劳疝气、小肠吊气疼痛、脘腹疼痛等症。治疗脘腹寒凝气滞疼痛，可与小茴香、乌药、香附等理气散寒止痛之品配伍；治疗小肠气坠，可与小茴香及少许乳香同用，水煎服取汗。

　　八角茴香可与小茴香、生姜等温中散寒之品同用，有温中散寒、降逆止呕之功；也可与陈皮、白术、生姜等同用治疗脾胃虚寒、脘腹胀痛、呕吐食少等症。

　　八角茴香主要作为调味品，可以去除腥膻等异味，并可调剂口味，增进食欲。

【药理作用】

　　八角茴香化学成分丰富，富含苯丙素、黄酮、酚酸、倍半萜、三萜等化合物，其中苯丙素和黄酮研究较多，具有广泛的药理作用。八角茴香具有抗菌、抗炎、镇痛、镇静、抗焦虑等功效。

药食同源调 脾胃

白扁豆

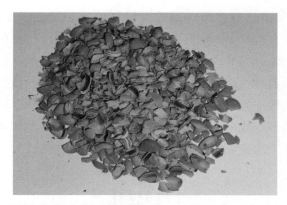

白扁豆通常为豆科植物扁豆的干燥成熟种子，其入药历史悠久，早在《名医别录》中就有记载，《药性论》开始明确用"白扁豆"入药，并以白扁豆为药名。后世医学典籍中对白扁豆的记载颇多，别称即有十余种，如鹊豆、沿篱豆、蛾眉豆、羊眼豆、南扁豆、眉豆、火镰扁豆等，大多都是根据白扁豆外形特征来命名的。目前临床上较为常用的药名为"扁豆""白扁豆"。

白扁豆性微温，味甘，归脾经、胃经，具有健脾化湿、和中消暑的功效。

白扁豆虽味甘性温却不滋腻，虽气味芳香却不燥烈，善治食欲减退、大便稀溏、妇女白带量多等脾胃虚弱诸症，然其"味轻气薄，单用无功，须同补气之药共用为佳"，故常与人参、白术、茯苓等益气健脾药同用，如出自《太平惠民和剂局方》的参苓白术散。此外，因其可健脾化湿而无助热伤津之弊，故还可治疗暑湿吐泻，常与滑石、荷叶等清暑利湿之品配伍，亦可水煎服单用。若属于夏月受凉饮冷，感受外寒，内伤于湿之阴暑证，则须配伍香薷、厚朴解表散寒、化湿和中，如香薷散。

此外，白扁豆尚有解毒的功效，可应用于痈疽肿毒、酒毒、蛇毒、食物中毒等，如《补缺肘后方》中记载，生扁豆捣烂后敷于患处可治恶疮连痂痒痛；《药性论》提出，白扁豆生嚼或煎汤服，可解一切草木之毒；亦有典籍记载，白扁豆生研，水绞汁饮，可用治砒霜中毒。

【药理作用】

白扁豆含有糖类、蛋白质、脂质、微量元素等多种物质，其中，糖类是白扁豆的主要成分，含量超过 50%，且植物源的多糖有较高的研究价值。目前已发现的多糖的功效包括降血糖、免疫调节、抗肿瘤、抗氧化、抑菌等。有研究通过优化对白扁豆多糖的提取，得到了一种名为白扁豆非淀粉多糖的成分，并设计了多种动物模型验证其功能。针对免疫力低下的模型小鼠的实验证明，白扁豆非淀粉多糖可增强免疫力低下小鼠的抗氧化能力，促进体重增长，对脾脏也有一定的保护作用；针对 2 型糖尿病模型小鼠的实验证明，白扁豆非淀粉多糖可以改善胰腺病变，降低胰腺炎症水平，减少胰岛素抵抗，发挥降血糖、降血脂的作用；对于酒精性肝病模型小鼠的实验证明，白扁豆非淀粉多糖可改善肝组织病理形态，有一定的保肝作用。尚有细胞基因研究证实白扁豆多糖可通过促进胃癌细胞凋亡，发挥抗胃癌作用。此外，抑菌实验表明，白扁豆非淀粉多糖有一定的抑菌效果，如抑制大肠杆菌、李斯特菌等。

目前，对白扁豆其他组成成分的报道较少，除多糖之外，含量较高的是蛋白质和脂质，分别占白扁豆种子含量的2.27%和1.8%，此外，还有钙、磷、铁、锌等元素、维生素，血细胞凝集素等成分。有研究证明，白扁豆凝集素和糖肽类生物活性因子可以选择性地抑制肿瘤，缓解癌性疼痛，可作为抗肿瘤辅助药物。

白扁豆花

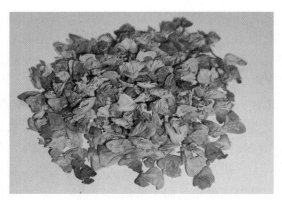

白扁豆花为豆科植物白扁豆的干燥花蕾，采收未完全开放的花阴干或晒干。

白扁豆花性平，味甘、淡，归脾经、胃经，具有消暑化湿的功效，多用于暑湿泄泻及湿热带下。

【药理作用】

白扁豆花营养价值较高，富含丰富的蛋白质、脂质、维生素等人体必需的营养物质，其中脂肪酸及其酯类含量最高，包括棕榈酸、月桂酸、肉豆蔻酸等；也含有多种植物活性物质，如黄酮、多酚等化合物。

白扁豆花中含有的黄酮能抗菌消炎，对多种炎性疾病有很好的疗效；月桂酸有较强的抗菌活性，杀菌且不易使病原菌产生抗药性；肉豆蔻酸亦具有抑菌功能，针对寒性痢疾、腹痛腹胀、消化不良等症有较好的疗效。

研究表明黄酮可以提高人体内抗氧化酶的活性，通过抗氧化、清除自由基作用起到降血脂、预防动脉粥样硬化、防治心脑血管疾病的作用，其中的芦丁亦可干预细胞及细胞内的氧化损伤，启动抗氧化应激机制，从而治疗糖尿病及其并发症。因此，白扁豆花具有一定的抗氧化作用。

此外，大量研究证明黄酮对肿瘤有抑制作用，且抗瘤谱广泛，并且可通过发挥免疫调节功能增强对肿瘤的免疫，起到抗肿瘤作用；芦丁具有心肌保护作用，能显著改善抗肿瘤药物诱发的心肌损伤，且具有较高的细胞安全性。

白 芷

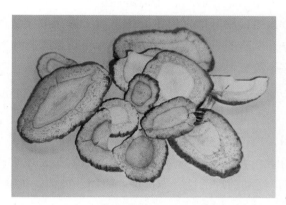

白芷为伞形科植物白芷或杭白芷的干燥根。用药历史悠久，始载于《神农本草经》，言其辛，温。主女人漏下赤白，血闭阴肿，寒热，风头侵目泪出，长肌肤、润泽，可作面脂。不仅临床应用广泛，还收录于国家卫生健康委公布的药食同源名单中，具有药用和食用价值。

白芷性温，味辛，归肺经、胃经、大肠经，具有解表散寒、宣通鼻窍、祛风止痛、燥湿止带、消肿排脓的功效。

白芷祛风解表散寒力量较为平和，更善于止痛、通窍，因此，宜用于外感风寒、头身疼痛、鼻塞流涕等风寒感冒证，常与羌活、防风、细辛等祛风散寒止痛药物同用，如在"九味羌活汤"中，其与细辛、川芎配伍，祛风散寒、宣痹止痛，分别治疗阳明、少阴、少阳、厥阴头痛。

白芷长于止痛，且为阳明经引经药，善入足阳明胃经，因此，阳明经头痛及牙龈肿痛较为多用。《太平惠民和剂局方》之川芎茶调散，即白芷配伍川芎、羌活、细辛，可治疗风邪头痛；白芷配伍细辛、川芎、全蝎，可治疗风冷牙痛；与石膏、荆芥、川芎等配伍，可治疗风热牙痛；若外感风寒湿邪，关节疼痛，屈伸不利，还可与乌头、苍术、川芎同用治疗风寒湿痹证。此外，白芷可单用治疗外感风寒之阳明头痛，即都梁丸。

白芷能开宣肺气，升阳明清气，宣通鼻窍，可治疗鼻渊、鼻衄、鼻塞流涕、前额疼痛诸症，乃治疗鼻渊头痛之要药。白芷常与苍耳子、辛夷、薄荷等疏风散邪通窍之品同用，如《济生方》苍耳子散。在《杂病源流犀烛》顺气散中，白芷配伍乌药、香附、人参、青皮、陈皮等治疗痰气上蒙神窍之神志昏迷、牙关紧闭。

白芷辛温燥烈，气味芳香，可化湿醒浊、辟秽解毒，治疗湿浊下注之带下、湿邪浸淫皮肤之湿疮。治疗寒湿带下，白芷可与白术、茯苓、海螵蛸等同用健脾除湿止带；若配伍黄柏、车前子等清热利湿之品，也可用治湿热带下。《医宗金鉴》之升麻消毒饮，白芷与升麻、当归、金银花、连翘等配伍，有清热解毒、祛风胜湿之功，治疗湿热浸淫肌肤之黄水疮。

白芷辛散温通，可用治疮疡肿痛，未溃者能消散，已溃者助排脓，有散结消肿止痛之功，如仙方活命饮中，用辛散之白芷配伍防风，通滞散结，使热毒向外透解，助金银花、当归、乳香、没药等行气活血通络、消肿止痛。若脓成难以溃破，白芷常与人参、当归、黄芪等补益气血药物同用，起托毒排脓之效，如《外科正宗》托里消毒散、《医宗金鉴》托里透脓汤。

【药理作用】

现代药理学证明，白芷的主要成分为香豆素，包括欧前胡素、异欧前胡素、别欧前胡素、别异欧前胡素、氧化前胡素、水合氧化前胡素等，还有挥发油、多糖、氨基酸、生物碱等，具有广泛的药理活性，如抗炎、镇痛、抑菌、抗肿瘤等。

百 合

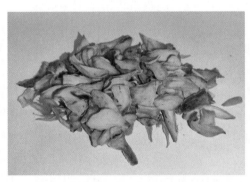

百合为百合科植物卷丹或细叶百合的干燥肉质鳞叶，是常见的药食两用的药材，始载于《神农本草经》，言其"主邪气腹胀、心痛。利大小便，补中益气"。

百合性微寒，味甘，归心经、肺经，具有养阴润肺、清心安神的功效。若取其清心安神之功，可生用；若取润肺止咳之功，则宜蜜炙用。

百合可以清肺热、补肺阴，有养阴清肺、润燥止咳之功，可以治疗阴虚燥咳、劳嗽咯血诸症。在百合地黄汤中，百合与生地黄、玄参、麦冬、川贝母等清热、滋阴、化痰药配伍，治疗肺肾阴虚、虚火上炎之干咳少痰、咳痰带血、咽喉燥痛等症。另外，百合也常与款冬花配伍，治疗阴虚肺燥之咳嗽、咯血。

百合能清心养阴、宁心安神，治疗虚烦惊悸、失眠多梦、精神恍惚等症，可与酸枣仁、柏子仁、麦冬等清心安神药同用。百合心肺同治，不仅可以养心肺之阴，还能清心肺之热，加之有安神之功，可以治疗心肺阴虚内热之百合病，症见精神恍惚、情绪无法自控、口苦、小便赤等，常与生地黄、知母、天花粉等清热养阴生津之品配伍，如出自《金匮要略》的经方百合地黄汤、百合知母汤、栝楼牡蛎散等。

【药理作用】

现代药理学研究证明，百合鳞茎中富含甾体皂苷、生物碱、黄酮、多糖等活性成分，具有镇静催眠、抗抑郁、止咳祛痰、抗炎、抗肿瘤、提高免疫力、降血糖等作用。

✿ 薄 荷 ✿

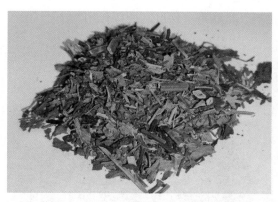

薄荷在《备急千金要方·食治》中名为蕃荷菜，《新修本草》将薄荷列入菜部，且其中记载的薄荷形态，与现代文献描述的基本一致。历代本草对薄荷的称谓不同，如芨括、菝苛、南薄荷、猫儿薄荷、升阳菜、蔢荷等。薄荷为唇形科植物薄荷的干燥地上部分。

薄荷性凉，味辛，归肺经、肝经，具有疏散风热、清利头目、利咽、透疹、疏肝行气的功效。薄荷叶善于发汗解表，薄荷梗偏于行气和中。

薄荷辛散之性较强，在辛凉解表药中最能宣散表邪，是疏散风热之常用品，风热感冒和温病卫分证常用。若用治风热感冒或温病初起，常与金银花、连翘、牛蒡子等配伍疏散风热，治疗发热、恶寒、头痛诸症，如《温病条辨》中的经方银翘散。

薄荷质地轻清，芳香通窍，善疏散上焦风热，用于头痛眩晕、目赤多泪、咽喉肿痛、口舌生疮等症，如《丹溪心法》上清散，薄荷与川芎、白芷、石膏等清热、祛风药物同用，治疗风热上攻、头痛眩晕。治风热上攻之咽喉肿痛，可配伍桔梗、生甘草等祛风、宣肺、利咽之品，如六味汤。若治疗风热上攻之目赤多泪，可与蔓荆子、菊花、桑叶等同用。《太平惠民和剂局方》凉膈散，薄荷与竹叶配伍疏散上焦风热，治疗咽喉肿痛、口舌生疮之上焦火热证。

薄荷质轻宣散，有祛风止痒、宣毒透疹之功，可用治麻疹不透、风疹瘙痒。配伍牛蒡子、蝉蜕等，有清热透疹之功，可治疗风热束表之麻疹初起，透发不出，如《先醒斋医学广笔记》竹叶柳蒡汤。若治疗风疹瘙痒，常与荆芥、防风、僵蚕等祛风止痒之品配伍。

薄荷有疏肝行气之功，可与柴胡、白芍等疏肝理气调经之品配伍，治疗肝气瘀滞、胸胁胀痛、月经不调等症，如《太平惠民和剂局方》经方逍遥散。

【药理作用】

薄荷具有很高的药用价值，目前国内外研究人员对薄荷化学成分的研究已经比较全面。薄荷的化学成分包括挥发油、酚酸、黄酮、氨基酸、微量元素、脂肪酸等，其中挥发油是薄荷的主要活性成分，也是特征性成分，包含薄荷醇、薄荷酮、胡薄荷酮、异薄荷酮等。其中薄荷脑是《中国药典》规定的薄荷含量测定的指标性成分。薄荷的化学成分具有抗菌、抗炎、抗病毒、保肝利胆等作用。

❧ 赤小豆 ❧

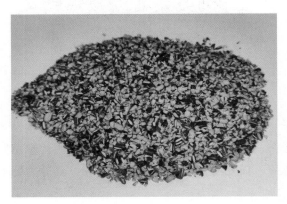

赤小豆为豆科植物赤小豆的干燥成熟种子，首次记载于《神农本草经》，云："主下水，排痈肿脓血。"《长沙药解》言其可"利水而泻湿热，止血而消痈肿"。

赤小豆性平，味甘、酸，归心经，小肠经。具有解毒排脓、利水消肿、利湿退黄的功效。

赤小豆煎汤外洗，用治乳痈、疟腮、丹毒、烂疮等痈肿疮毒。若痈肿未溃，可以赤小豆末，用蛋清、蜂蜜或醋调敷患处，若加用苎麻根末，尚可增强清热解毒之力。《金匮要略》经方赤小豆当归散，用治狐惑病脓已酿成，心烦脉数、无热汗出、目四眦黯黑等症。方中赤小豆可渗湿清热、解毒排脓，配合当归养血排脓、祛瘀生新，浆水送服增强清热解毒之效，有利湿清热、活血解毒排脓之功，本方亦为排脓血除湿之良剂。

赤小豆性善下行，能通利水道，使水湿下行而消肿，可用治水肿腹满、脚气浮肿等症，既可单用煎服，也可与桑白皮、白茅根等利水之品配伍。《食疗本草》曾记载，用赤小豆和鲤鱼煮烂食之可治脚气及大腹水肿。赤小豆亦可外用，单用赤小豆煎汁温渍脚膝以下可治疗脚气水肿。

赤小豆能治疗湿热黄疸。《伤寒论》经方麻黄连轺赤小豆汤，为治疗伤寒瘀热在里，身发黄之阳黄兼表证之代表方，其中，赤小豆与连翘根、生梓白皮配伍，共奏清热利湿退黄之功。

【药理作用】

赤小豆有较高的营养价值，除含有丰富的淀粉、膳食纤维、蛋白质及多种矿质元素和少量脂肪外，还富含多种氨基酸、脂肪酸、黄酮、皂苷、维生素、植物甾醇和天然色素等生物活性物质，被誉为粮食中的"红珍珠"，具有抗氧化、保护肝肾、降血脂、控制血压和血糖、抗菌等作用。

代代花

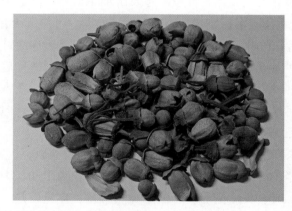

代代花为芸香科柑橘属植物酸橙变种代代的干燥花蕾，又名为枳壳花、青橙花、酸橙花、玳玳花、回春橙花、福寿草。代代花的果实初呈深绿色，成熟后显橙黄色，不脱落至翌年春夏又变成青绿色，故有"回青橙"之称。若果实护养得法，可存到第三年，故又名"代代"。代代花始载于《开宝本草》，清代《饮片新参》言其可理气宽胸、开胃止呕。《中药大辞典》言其"疏肝和胃、理气，治胸中痞闷、脘腹胀痛、呕吐、少食"。

代代花性平，味辛、甘、微苦，归肝经、胃经，具有理气宽胸、和胃止呕的功效，主治胸中痞闷、脘腹胀痛、不思饮食、恶心呕吐等症，多煎汤或代茶饮。若治疗胸腹胀满，代代花可单用，沸水冲泡代茶饮；或与玫瑰花、厚朴等疏肝理气和胃之品煎汤同用。若治疗脘腹作痛，可与制香附、川楝子、白芍配伍，疏肝行气、缓急止痛。

【药理作用】

代代花主要活性成分为黄酮、挥发油、香豆素及多糖等，具有抗炎、抗肿瘤、免疫调节、调节血脂等药理作用。

淡豆豉

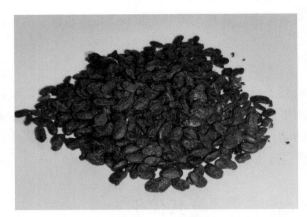

淡豆豉为豆科植物大豆成熟的种子经过发酵加工后的产品，有悠久的药食两用历史，作为药材首次记载于《名医别录》，原名为"豉"。《伤寒论》中淡豆豉名为"香豉"，证明豉具有特殊气味，而"淡豆豉"之名首载于《珍珠囊补遗药性赋》。明代的本草著作曾引用"大豆豉、豆豉、淡豆豉"等名称，直到清代后才统一使用"淡豆豉"之名。历版《中国药典》也将"淡豆豉"作为其中药名。在古代，豆豉有咸淡之分，通过不同的炮制方法得到咸豆豉或淡豆豉，两者均可入药，但明清时期发现淡豆豉功效更好，故淡豆豉逐渐取代咸豆豉，一直沿用至今。

淡豆豉性凉，味苦、辛，归肺经、胃经，具有解表、除烦、宣发郁热的功效。

淡豆豉辛散轻浮，可疏散表邪，且发汗解表之力较为平和，因此风寒、风热表证均可配伍治疗感冒、寒热头痛诸症。若治疗风热感冒，症见发热、头痛、口渴、咽痛等，多与金银花、连翘、淡竹叶、薄荷、栀子、桔梗等配伍，如银翘散、葱豉桔梗汤。治疗风寒感冒，恶寒发热、无汗、鼻塞、头痛等症，可与葱白相伍，如葱豉汤。

淡豆豉既可透散表邪，又能宣发郁热、除烦，治疗虚烦不眠、胸闷烦躁诸症。淡豆豉常与栀子配伍，即《伤寒论》经方栀子豉汤，治疗外感热病，邪热郁结胸中，心中懊恼，烦热不眠。

【药理作用】

淡豆豉的主要成分有蛋白质、脂肪、多糖、维生素 B_1、维生素 B_2、异黄酮及发酵过程中产生的 γ - 氨基丁酸、豆豉纤溶酶等，其中异黄酮类是一种植物雌激素，被认为是淡豆豉的主要活性物质。异黄酮主要包括大豆苷、大豆素、黄豆苷、黄豆素等。淡豆豉具有解热、抗菌、抗抑郁、抗骨质疏松、抗动脉粥样硬化、调节人体肠道菌群、抗氧化、降血糖、降血压等作用。

药食同源调 脾胃 药膳

淡竹叶

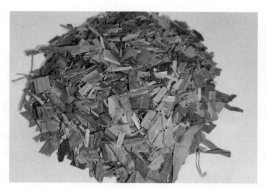

淡竹叶为禾本科植物淡竹叶的干燥茎叶，其名首载于《名医别录》，与䉵竹、苦竹并列于竹叶项下。而其药用首载于《本草纲目》，云："去烦热，利小便，清心。"

淡竹叶性寒，味甘、淡，归心经、小肠经、胃经，具有清热泻火、除烦止渴、利尿通淋的功效。

淡竹叶既可入心经清心除烦，又能入胃经清热止渴，可以用治热病伤津之心烦口渴，常与芦根、天花粉、麦冬、石膏等清热生津之品同用，如淡竹叶汤，淡竹叶配伍麦冬、黄芩、知母，共奏清心泄热之效。

淡竹叶可清心降火，味甘、淡能利尿通淋，可治疗心火上炎之口舌生疮，或心火下移小肠之小便短赤涩痛，常与生地黄、木通、滑石、灯心草等配伍。

【药理作用】

淡竹叶内富含黄酮、酚酸、萜类、挥发油、多糖、多种氨基酸、微量元素及丰富的叶绿素，具有良好的抗氧化、保护心血管、利尿、抗菌、抗肿瘤、抗衰老、调血脂、升血糖、调节肠道菌群等作用。

刀 豆

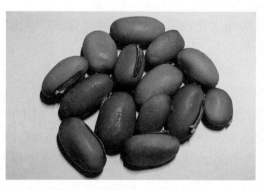

刀豆为豆科植物刀豆的干燥成熟种子，又有刀豆子、刀豆角、大刀豆、刀鞘豆等

别称。刀豆之名首次记载于《救荒本草》。《本草纲目》曾言其："温中下气，利肠胃，止呃逆，益肾补元"。

刀豆性温，味甘，归胃经、肾经。具有温中、下气止呃、温肾助阳的功效。

刀豆可治疗中焦虚寒之呃逆、呕吐，可与丁香、柿蒂同用。

刀豆治疗肾阳虚腰痛，既可单用，亦可与杜仲、牛膝、桑寄生等补肾之品同用。

【药理作用】

刀豆含尿素酶、血细胞凝集素、黄酮、皂苷、多酚等多种活性成分，其中尿素酶能减少尿素水解，降低血氨含量，达到防治或减轻肝性昏迷的效果。血细胞凝集素可以激活人体淋巴细胞转变为淋巴母细胞，从而增强人体免疫力；还可以凝集各种致癌剂所引起的变形细胞，使肿瘤细胞重新恢复到正常细胞的生长状态，具有抗肿瘤作用。

❋丁 香❋

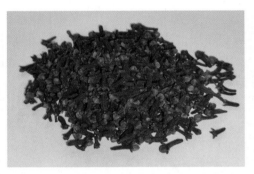

丁香为桃金娘科蒲桃属雌雄同体植物，其花蕾与果实均可入药，花蕾习称公丁香或雄丁香，果实为母丁香或雌丁香，又名鸡舌香。丁香始载于《药性论》，言其"主冷气腹痛"。《本草纲目》中亦有记载："治虚哕，小儿吐泻，痘疮胃虚，灰白不发"。

丁香性温，味辛，归脾经、胃经、肾经，具有温中降逆、补肾助阳之功。丁香与郁金不可同用，二者属中药配伍禁忌中的"十九畏"。

丁香辛温芳香，且降逆之性较强，还可温暖脾胃，行中焦气滞，善治脾胃虚寒所致的呕吐呃逆、食少吐泻诸症，为治疗胃寒呕吐呃逆的要药，《本草正》记载其可"温中快气，治上焦呃逆"，如在丁香柿蒂汤中，丁香与柿蒂、生姜、人参配伍，温中益气、降逆止呃，治疗虚寒呃逆；也可与人参、白术、干姜、草豆蔻等健脾、温中、燥湿之品同用，治疗脾胃虚寒、脘腹虚胀、食少吐泻等症，如丁香散。

丁香辛散温通，具有温里散寒止痛的功效，可用治心腹冷痛。丁香与薤白、附子等宣阳通痹之品同用，可治疗胸痹心痛；与干姜、高良姜、厚朴、元胡等温中理气之品配伍，可治疗脘腹冷痛。

丁香性温，可入肾经，具有温肾助阳之功，常与附子、肉桂、补骨脂、淫羊藿等温肾助阳之品同用，治疗肾阳虚所致的阳痿、宫冷不孕等症。

【药理作用】

丁香的化学成分主要分为挥发性成分和非挥发性成分，挥发性成分主要指丁香油，主要为丁香酚、乙烯丁香油酚等；非挥发性成分主要是黄酮、酚酸、有机酸、微量元素等，其中黄酮含量最高。丁香具有抗菌、抗炎、镇痛、抗氧化、杀虫、抗肿瘤、抗凝等作用。

榧 子

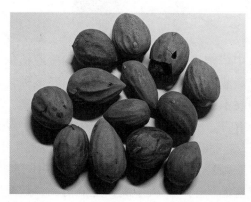

榧子为红豆杉科植物榧树的干燥成熟种子，首次记载于《神农本草经》，言其："主腹中邪气，去三虫，蛇螫，蛊毒。"

榧子性平，味甘，归肺经、胃经、大肠经，具有杀虫消积、润肺止咳、润肠通便之功。

榧子药性平和，不损伤脾胃，对蛔虫、绦虫、钩虫等多种肠道寄生虫引起的腹痛均可应用。针对蛔虫，可与使君子、苦楝皮同用；针对绦虫，可与槟榔、南瓜子同用；针对钩虫，可单用或与槟榔、贯众同用。

榧子可治疗小儿疳积，多与木香、槟榔、使君子等同用，治疗面色萎黄、形瘦腹大、虫积腹痛等症。

榧子止咳力量偏弱，多以轻证为宜，也可与北沙参、川贝母、瓜蒌仁等润肺止咳之品同用。

榧子与火麻仁、郁李仁、瓜蒌仁同用，治疗肠燥便秘。若单用榧子，炒熟嚼服，能治疗痔疮、便秘。

【药理作用】

榧子含 54.3% 的脂肪油，其不饱和脂肪酸含量高达 74.88%，油中主要成分为亚油、鞣质等成分，此外，还含有丰富的蛋白质、脂肪、糖类、多种维生素和矿质元素等营养成分，具有良好的保健作用。

蜂 蜜

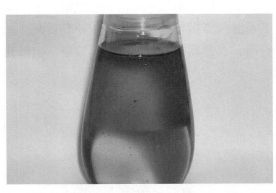

蜂蜜为蜜蜂科昆虫中华蜜蜂或意大利蜜蜂采集的蜜源植物分泌的花蜜、蜜露或昆虫分泌的甘露，与蜜蜂唾液腺分泌物混合后在蜂巢内经多种转化作用充分酝酿并成熟的天然甜味物质。《神农本草经》中记载蜂蜜"主心腹邪气，诸惊痫痉，安五脏诸不足，益气补中，止痛，解毒。除众病，和百药。久服强志、轻身、不饥、不老"。蜂蜜作为唯一昆虫来源的天然甜味物质，具有较高的营养价值和药用价值。

蜂蜜性平，味甘，归肺经、脾经、大肠经，具有补中、润燥、止痛、解毒及外用生肌敛疮的功效。因蜂蜜能助湿，令人中满，且能滑肠，故湿阻中焦、湿热痰滞、便溏泄泻者应慎用。

蜂蜜性平和，味甘缓，归脾经，具有补益和缓和的药性，适用于脾气虚弱、脘腹挛急疼痛者，其不仅可作为营养丰富的补气药物应用，也可作为食品服用。蜂蜜多用于滋补类的丸剂、膏方的赋形剂或者用作某些补益药物的辅料。因蜂蜜既能补中，又能缓急止痛，常与白芍、甘草等缓急止痛之品配伍，治疗脾胃虚弱所致的脘腹疼痛、喜温喜按、空腹痛重，得食则缓。

蜂蜜入肺经，还能补益肺气，润肺止咳，治疗咳嗽日久，气阴亏虚，气短乏力，干咳少痰诸症。蜂蜜常配伍人参、生地黄、茯苓等滋阴益气之品，如琼玉膏，治疗气阴不足、肺虚干咳、形体消瘦；若治疗燥邪伤肺、干咳无痰或痰少而黏，蜂蜜可与桑叶、川贝母、枇杷叶等润肺止咳之品同用。

蜂蜜能润肠通便，且可补益，用治体虚津亏之肠燥便秘。既可单用，也可与火麻仁、当归等润肠通便药物配伍；或制成栓剂纳肛，如《伤寒论》中的蜜煎导法治疗病后、老年或产后因肠胃津液亏虚所致的便秘。

蜂蜜可解乌头类药物的毒性。乌头类药物与蜂蜜同煎，毒性降低，若服用乌头类药物中毒者，可大剂量服用蜂蜜解毒。

蜂蜜外用还可治疗疮疡不敛、烧烫伤，外敷于患处，有生肌敛疮之效。

【药理作用】

蜂蜜含有丰富的糖类、蛋白质、氨基酸、活性酶、多酚、矿质元素、有机酸、少量维生素、挥发油等，具有抗氧化、抗炎、抗菌、调节血糖等功效。

佛 手

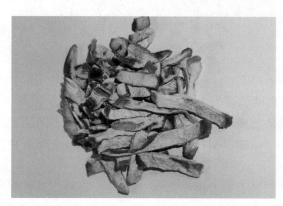

佛手是芸香科植物佛手的干燥果实。佛手在我国有悠久的药用历史，有多种别名，如佛手片、佛掌等。佛手始以"枸橼"之名载于唐代陈藏器的《本草拾遗》，而佛手入药的最早记载则见于明代的《滇南本草》，称"佛手柑"。《本草纲目》云"其实状如人手，有指，俗呼为'佛手柑'"。

佛手性温，味辛、苦、酸，归肝经、脾经、胃经、肺经，具有疏肝理气、和胃止痛、燥湿化痰的功效。

佛手辛能行散，苦能疏泄，主入肝经，具有疏肝解郁、行气止痛之功，可用治肝胃不和之脘腹胀满、胸胁胀痛等症，常与柴胡、白芍、郁金、香附等疏肝之品同用。

佛手善行中焦气滞，能理气止痛，治疗脾胃气滞所致的脘腹胀满、食少呕吐等症，可配伍香附、木香、砂仁等行气之品。

佛手能燥湿化痰，且辛香行气，善治湿痰咳嗽，如咳嗽、痰多、胸闷诸症，可与陈皮、半夏、瓜蒌等理气化痰之品同用。

【药理作用】

佛手化学成分丰富，主要活性成分是黄酮和挥发油，还有多糖、香豆素、氨基酸、矿质元素等。佛手具有调节免疫、抗炎、抗肿瘤、抗菌、降血压、降血脂、保护心血管等功效。

茯苓

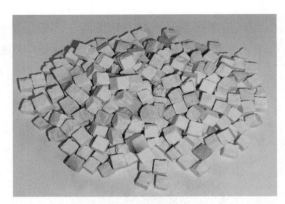

茯苓为多孔菌科真菌茯苓的干燥菌核。茯苓又名云苓、茯苓、茯菟、绛晨伏胎等，其药用历史悠久，最早记载于《神农本草经》，言其"主胸胁逆气，忧恚惊邪恐悸，心下结痛，寒热烦满，咳逆，口焦舌干，利小便。久服安魂养神，不饥延年"，被列为上品。

茯苓性平，味甘、淡，归心经、肺经、脾经、肾经，具有利水渗湿、健脾、宁心的功效。

茯苓味甘、淡，甘能补益，淡能渗湿，故茯苓既能祛邪，又能扶正，且药性平和，有利水湿而不伤正之功，乃利水消肿之要药，无论寒热虚实皆可用，如《伤寒论》五苓散，茯苓与白术、猪苓、泽泻同用，治疗水湿内停之小便不利、水肿；《伤寒论》猪苓汤，茯苓配伍滑石、阿胶、猪苓、泽泻，治疗水热互结之小便不利；《伤寒论》真武汤，茯苓与白芍、白术、附子、生姜同用，治疗脾肾阳虚之水肿、小便不利。

茯苓可利水渗湿，湿化则痰无以生，故茯苓可治疗痰饮中阻引起的目眩、心悸、短气而咳，如《金匮要略》苓桂术甘汤，茯苓与桂枝、白术、甘草配伍以温阳化饮、健脾利湿；还能治疗饮停于胃之呕吐，如《金匮要略》小半夏加茯苓汤，茯苓与半夏、生姜同用和胃降逆。

茯苓有健脾渗湿止泻之功，常用来治疗脾虚之便溏泄泻、食少纳呆等，如《太平惠民和剂局方》四君子汤，茯苓配伍人参、白术、甘草，益气健脾，治疗脾胃虚弱之倦怠乏力、食少懒言，粪质稀溏；如《太平惠民和剂局方》参苓白术散，茯苓与人参、白术、白扁豆、薏苡仁等合用，治疗脾虚湿盛之泄泻。

茯苓可补益心脾、宁心安神，与当归、远志、人参、酸枣仁、龙眼肉等同用，治疗心脾气血两虚之失眠、心悸、健忘，如《济生方》归脾汤；也可与远志、龙齿等配伍，治疗心气虚，惊恐，卧起不安，如《医学心悟》安神定志丸。

药食同源调 脾胃

【药理作用】

茯苓的主要化学成分为多糖和三萜，还含有甾体、挥发油、脂肪酸、氨基酸、微量元素等成分，具有促进水液代谢、调节胃肠道功能、护肝、镇静等功效。

甘 草

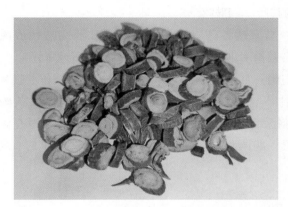

甘草为豆科植物甘草、胀果甘草或光果甘草的干燥根和根茎。甘草药用历史悠久，且用途广泛，有"十方九草"之说。甘草始载于《神农本草经》，言其"味甘，平""主五脏六腑寒热邪气，坚筋骨，长肌肉，倍力，金疮肿，解毒。久服轻身延年"，被列为上品，且因其可解百毒，调和诸药，有"国老"之称，乃百药之首。

甘草性平，味甘，归心经、肺经、脾经、胃经，具有补益脾气、清热解毒、祛痰止咳、缓急止痛、调和诸药的功效。多生用或蜜炙用，蜜炙甘草功善补益脾胃、益气复脉，治疗脾胃虚弱、心动悸、脉结代。甘草不宜与海藻、大戟、芫花、甘遂同用，与上述药属药物配伍禁忌中"十八反"，且甘草有助湿壅气之弊，水肿、湿盛胀满者不宜用。若大剂量久服可导致水钠潴留，引起水肿。

甘草可补中气不足，治疗脾胃虚弱、倦怠乏力诸症。甘草药性平和，补益力量较弱，多作辅助用药，在方剂配伍中多为使药，如《太平惠民和剂局方》四君子汤，甘草与人参、白术、茯苓配伍共奏益气健脾之功，治疗脾胃虚弱、中气不足之倦怠乏力、少气懒言、食少便溏等症。

甘草还可补益心气，益气复脉，治疗心气不足，心悸气短，脉结代。甘草既可单用治疗伤寒心悸，脉结代，也常与人参、桂枝、麦冬、生地黄、阿胶等同用，治疗心气血阴阳俱虚，心脉失养证，如《伤寒论》炙甘草汤。

甘草生用药性偏凉，可以清热解毒，治疗痈肿疮毒、咽喉肿痛等多种热毒证。临床上甘草多与金银花、连翘、紫花地丁等清热解毒药同用。若治疗热毒上攻、咽喉肿痛较甚，可与连翘、牛蒡子、板蓝根、山豆根等清热解毒利咽之品配伍。

甘草有祛痰止咳的功效，无论寒热虚实之咳喘、有痰无痰皆可应用。若治疗风寒喘咳，甘草可与麻黄、杏仁配伍，如《伤寒论》麻黄汤；若治疗肺热喘咳，甘草可与麻黄、杏仁、石膏配伍，如《伤寒论》麻杏石甘汤；若治疗寒痰咳喘，甘草可与干姜、细辛、半夏、五味子配伍，如《伤寒论》小青龙汤；若治疗湿痰咳嗽，甘草可与半夏、陈皮、苍术、厚朴等同用；若治疗肺虚咳嗽，甘草可与太子参、黄芪等同用。

甘草有缓急止痛之功，常与白芍同用，即芍药甘草汤，治疗阴血不足之四肢挛痛或脾虚肝旺之脘腹拘急疼痛。临床上常以此方为基础随证加减，治疗寒凝、血瘀、血虚等多种病因导致的脘腹、四肢疼痛。

甘草药性和缓，与寒热各药物同用，可以缓和药物烈性或减轻药物毒副作用，可调和百药，如《伤寒论》四逆汤中，甘草与附子、干姜同用，既降低附子毒性，又防干姜、附子温燥伤阴；如白虎汤，甘草与石膏、知母配伍，防寒凉之弊；如《伤寒论》调胃承气汤，甘草与大黄、芒硝同用，既缓和芒硝、大黄峻下之性，使正气不伤，又能避免药物刺激胃肠导致腹痛；如《伤寒论》半夏泻心汤，甘草与半夏、干姜、黄连、黄芩配伍，能调和寒热、平衡升降。此外，甘草对食物或药物中毒有一定解毒作用。

【药理作用】

甘草化学成分包括黄酮、三萜、生物碱、氨基酸、香豆素、多糖、挥发油等，其中黄酮是甘草提取物主要成分之一，也是反映甘草主要药用价值的重要成分。三萜是甘草抗炎的主要成分，尤以甘草酸、甘草次酸含量较高。甘草具有抗炎、抗病毒、抗肿瘤、保肝等作用。

❦ 干 姜 ❦

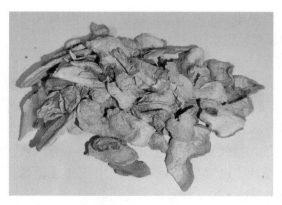

干姜是姜科植物的干燥根茎。干姜用药历史悠久，最早记载于《神农本草经》，言其"味辛，温。主胸满咳逆上气，温中止血，出汗，逐风湿痹，肠澼下痢"。干姜在我国多地均有栽培，主产于四川、贵州等地。

干姜性热，味辛，归脾经、胃经、肾经、心经、肺经，具有温中散寒、回阳通脉、温肺化饮的功效。干姜辛温燥烈，血热妄行、阴虚内热者忌服。

干姜善温中散寒，乃"温暖中焦之主药"，治疗脘腹冷痛、呕吐泄泻诸症。《伤寒论》理中丸，干姜与人参、白术、甘草配伍，治疗脾胃虚寒之脘腹冷痛；亦可单用，治疗寒邪直中脏腑之腹痛。《伤寒论》干姜黄芩黄连人参汤，与黄芩、黄连、人参同用，治疗上热下寒、寒热格拒、食入即吐诸症。治疗胃寒呕吐者，可与高良姜同用温胃降逆、温中散寒，如《太平惠民和剂局方》二姜丸。

干姜有回阳通脉之功，治疗肢冷脉微之亡阳证，如《伤寒论》四逆汤，与附子配伍，治疗心肾阳虚、阴寒内盛，症见四肢厥逆、脉微欲绝之亡阳证。《本草求真》云："干姜，大热无毒，守而不走，凡胃中虚冷，元阳欲绝，合以附子同投，则能回阳立效。"附子长于回阳救逆，走而不守，能通彻上下内外；干姜长于回阳通脉，守而不走，温中回阳。二者相须为用，干姜可增强附子回阳救逆之力，即"附子无姜不热"。

干姜，温肺化饮，可治疗寒饮喘咳，如小青龙汤，干姜与细辛、五味子、麻黄、桂枝同用，有解表散寒、温肺化饮之功，治疗寒饮内停之喘咳、痰多、清稀诸症。

【药理作用】

干姜含有多种化学成分，包括挥发油、姜辣素、二苯基庚烷类、多糖、氨基酸、矿质元素等。其中，二苯基庚烷类化合物是姜科植物所特有的一类化合物；姜辣素是干姜的辣味物质的总称，是干姜的主要成分，姜酚又是姜辣素的主要成分，其中6-姜酚含量最高。干姜具有抗炎、抑菌、抗肿瘤、保肝、保护心血管等作用。

高良姜

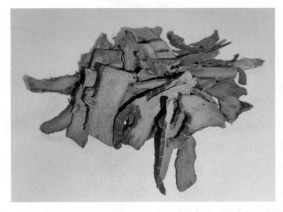

高良姜为姜科植物高良姜的干燥根茎。因高良姜始出于高良郡（今广东省高州市），故得此名，首载于《名医别录》，言其"大温。主暴冷，胃中冷逆，霍乱腹痛"，被列为中品。

高良姜性热，味辛，归脾经、胃经，具有温胃止呕、散寒止痛的功效。

高良姜可散寒止痛，乃治疗胃寒脘腹冷痛之常用药，《本草汇言》云其为"祛寒湿，温脾胃之药"。高良姜多与炮姜相须为用，温脾胃，散寒气，治疗脘腹冷痛，如《太平惠民和剂局方》二姜丸。若肝郁气滞、胃中寒凝，见胸腹胀满、脘痛吐酸，高良姜可与香附同用，疏肝解郁、散寒止痛，如良附丸。治疗心腹猝然绞痛、两胁支满烦闷，高良姜可与厚朴、桂心、当归配伍，温里散寒、下气行滞，如《备急千金要方》高良姜汤。

高良姜可温胃散寒、降逆止呕，治疗胃寒呕吐、嗳气吞酸，常与半夏、生姜同用；若治疗脾胃虚寒呕吐，多与党参、白术、茯苓等益气健脾之品配伍。

【药理作用】

高良姜含有多种化学物质，其中挥发油和黄酮均为主要化学成分，还有二苯基庚烷类、苯丙素、萜类、内酯，以及简单的有机酸、部分甾醇及苷类等。高良姜具有抗菌、抗炎、抗肿瘤、抗氧化、保护胃肠道等作用。

葛 根

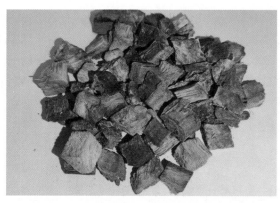

葛根为豆科植物野葛或甘葛藤的干燥根，前者习称"野葛"，后者习称"粉葛"。葛根药用历史悠久，首次记载于《神农本草经》，云其"味甘，平。主消渴，身大热，呕吐，诸痹，起阴气，解诸毒"。

葛根性凉，味甘、辛，归脾经、胃经、肺经，为阳明经引经药，具有解肌退热、生津止渴、透疹、升阳止泻、通经活络、解酒毒的功效。升阳止泻多煨用，解肌退热、生津止渴、透疹、通经活络、解酒毒宜生用。

葛根可治疗外感发热头痛、项背强痛，无论风寒、风热，均可应用。治疗风寒感冒、郁而化热、恶寒渐轻、身热增盛、头痛恶寒、心烦不眠、口渴等症，葛根可与柴胡、黄芩、羌活、白芷、白芍、桔梗等配伍，有辛凉解表、解肌退热之功，如柴葛解肌汤。治疗风热感冒，葛根可与薄荷、蔓荆子、菊花等辛凉解表药同用。葛根不仅能辛散解表退热，还能改善外邪郁阻、经气不利、筋脉失养所致的项背疼痛，若治疗风寒感冒表虚汗出，出现恶风、头项强痛、脉缓等症，常与桂枝、白芍配伍，如《伤寒论》桂枝加葛根汤；若治疗表实无汗，出现头项强痛、脉紧等症，常与桂枝、麻黄配伍，如《伤寒论》葛根汤。

葛根不仅可清热，还能鼓舞脾胃清阳之气上升，有生津止渴的作用，治疗热病口渴、消渴。若治疗热病津伤口渴，葛根多与天花粉、芦根等清热生津之品同用；若治疗内热消渴、口渴多饮、消瘦乏力、气阴亏虚，葛根可与生地黄、麦冬、天花粉、五味子、黄芪等配伍，有养阴益气、生津止渴的功效，如玉泉丸。

葛根有发散表邪、透疹之功，可用治麻疹初起、表邪外束、疹出不畅，与升麻、白芍、甘草同用，共奏辛凉疏表、解肌透疹之功，如升麻葛根汤；若麻疹初起，麻疹已先，但疹出不畅，且有发热、咳嗽，可配伍牛蒡子、荆芥穗、前胡、蝉蜕、连翘等，如葛根解肌汤。

葛根可升发清阳，鼓舞脾胃清阳之气上升而起到止泻的效果，可用治热泻、热痢、脾虚泄泻。若表邪未解，邪热入里，见身热、下利臭秽、肛门灼热或湿热泄泻，热重于湿，葛根多与黄芩、黄连、甘草同用解表清里，如《伤寒论》葛根芩连汤；若用治脾虚泄泻、津虚内热，葛根可与白术、人参、茯苓、木香等配伍，健脾益气、和胃生津，如《小儿药证直诀》七味白术散。

葛根味辛能行，可通经活络，治疗中风偏瘫、眩晕头痛、胸痹心痛诸症，多与三七、川芎、丹参等活血化瘀药配伍。

葛根味甘，能解酒毒，可用治酒毒伤中、恶心呕吐、脘腹痞满等症，可与陈皮、豆蔻等理气化湿之品配伍。

【药理作用】

葛根富含黄酮、有机酸、三萜等化合物，其中黄酮是葛根的主要活性成分，也是特征性成分，包含葛根素、大豆苷、大豆苷元、染料木素等成分。葛根具有保护心血管、降血糖、解酒保肝、保护神经等作用。

꧁ 胡 椒 ꧂

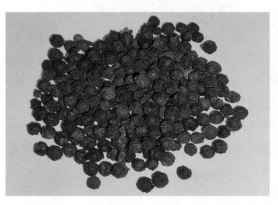

胡椒为胡椒科植物胡椒的干燥近成熟或成熟果实，又名黑川、白川、王椒及浮椒，

素有"香料之王"的美誉，首次记载于《新修本草》，云"味辛，大温，无毒。主下气，温中，去痰，去脏腑中风冷"。

胡椒性热，味辛，归胃经、大肠经，具有温中散寒、下气、消痰的功效。多研粉吞服，可适量外用。

胡椒可温中散寒止痛，善治疗胃寒脘腹冷痛、呕吐泄泻、食欲减退等症，或与高良姜、荜茇等温药配伍，也可单用研末放入猪肚中炖服。治疗脾胃虚寒之泄泻，胡椒可配伍白术、吴茱萸等温中散寒、健脾益气之品；治疗食欲减退、反胃，胡椒可与半夏、生姜汁为丸服用。

胡椒有下气行滞消痰之功，可治疗痰气郁滞、上蒙清窍之癫痫痰多，常与荜茇等分为末服用。

胡椒常作为调味品，还有开胃进食之功。

【药理作用】

胡椒中富含多种生物活性成分，包括挥发油、生物碱、有机酸、香豆素、酚类、黄酮、皂角苷等。其中，挥发油、生物碱、有机酸又包含多种成分。胡椒具有抑菌、抗氧化、抗肿瘤等作用。

黑芝麻

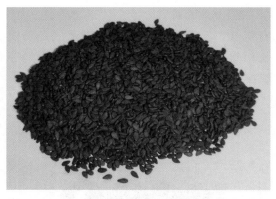

黑芝麻为芝麻科植物芝麻的干燥成熟种子，名黑芝麻、胡麻、巨胜等。黑芝麻首次记载于《神农本草经》，言其"味甘，平。主伤中虚羸，补五内，益气力，长肌肉，填髓脑。久服轻身、不老"，为我国传统的滋补肝肾类中药，具有较大的药用价值，古代养生学家陶弘景评价黑芝麻为"八谷之中，唯此为良"。

黑芝麻性平，味甘，归肝经、肾经、大肠经，具有补肝肾、益精血、润肠燥的功效。

黑芝麻有补益肝肾精血、乌须发、明目的功效。治疗肝肾亏虚、精血不足导致的头晕眼花、耳鸣耳聋、须发早白、病后脱发诸症，黑芝麻可与桑叶配伍，如桑麻丸，以滋养肝肾、祛风明目；也常与熟地黄、巴戟天等补肾之品同用，有益寿延年之功。

黑芝麻富含大量油脂，具有滑肠作用，润肠通便，可用治精血亏虚之肠燥便秘，《本草汇言》曾言黑芝麻"多服令人滑肠，缘体质多油故也"，既可单用，也可与当归、火麻仁、肉苁蓉等润肠通便之品配伍。

【药理作用】

黑芝麻中富含油脂、蛋白质、色素、木脂素以及维生素和矿质元素，其中油脂含量最高，黑芝麻平均含油量可高达 47.8%。黑芝麻具有抗氧化、抗衰老、保肝、清除胆固醇、稳定血压、抑菌、抗肿瘤、补充微量元素、润肠通便、乌发的功效。

❀ 花 椒 ❀

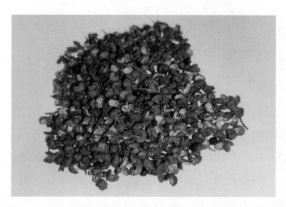

花椒为芸香科植物花椒或青椒的干燥成熟果皮。花椒始以蜀椒、秦椒之名，载于《神农本草经》，言蜀椒"味辛，温。主邪气咳逆，温中，逐骨节皮肤死肌，寒湿痹痛，下气，久服之，头不白，轻身增年"。言秦椒"味辛，温。主风邪气，温中，除寒痹，坚齿发，明目。久服轻身，好颜色，耐老，增年，通神"。其后《中药大辞典》将蜀椒和秦椒合称为花椒。

花椒性温，味辛，归脾经、胃经、肾经，具有温中止痛、杀虫止痒的功效。

花椒善温中燥湿、散寒止痛，治疗脘腹冷痛、呕吐泄泻诸症。若治疗脾胃虚弱，外寒内侵之脘腹冷痛、呕不能食、痛不可触症，花椒可与干姜、人参、饴糖等配伍，温中补虚、降逆止痛，如《金匮要略》大建中汤；若治疗外寒内侵、胃寒冷痛，花椒可与生姜、豆蔻同用；若夏月感受寒湿、泄泻不止，花椒可与肉豆蔻配伍，温中止泻，如川椒丸。

花椒有杀虫驱蛔之功，可治疗虫积腹痛。若见腹痛、烦躁吐蛔、手足厥逆等症，花椒多配伍细辛、黄连、干姜、人参等，清上温下、缓肝调中，如《伤寒论》乌梅丸；若小儿患蛲虫病，有肛周瘙痒，可用花椒煎液保留灌肠。

花椒外用有杀虫止痒的功效。若妇人阴户痒不可忍，花椒可与吴茱萸、蛇床子、藜芦、陈茶同用，煎汤熏洗。治疗湿疹瘙痒，花椒既可单用，也可与蛇床子、地肤子、苦参等同用，水煎外洗。

【药理作用】

花椒中有丰富的活性成分，包括挥发油、生物碱、黄酮、苯丙素、酰胺、香豆素、三萜等化合物，具有抑菌、抗炎、镇痛、保护心血管、局部麻醉等作用。

槐 花

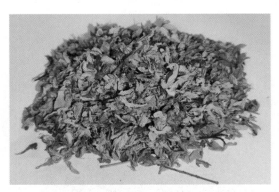

槐花为豆科植物槐的干燥花及花蕾，前者习称"槐花"，后者习称"槐米"，最初记载于《日华子本草》，言其可"治五痔，心痛，眼赤，杀腹脏虫及热，治皮肤风，并肠风泻血，赤白痢"。关于槐实入药，最早见于《神农本草经》，被列为上品。

槐花性微寒，味苦，归肝经、大肠经，具有凉血止血、清肝泻火的功效。槐花清热泻火宜生用，止血多炒炭用。脾胃虚寒或阴虚发热无实火者应慎用。

槐花功善凉血止血，可治疗血热妄行之便血、血痢、吐血、衄血、崩漏等血证。因槐花可入大肠经，苦降下行，善清大肠火热，因此对于大肠火盛之便血、血痢、痔血最宜。若治疗血热便血，槐花可与荆芥穗、侧柏叶、枳壳配伍清肠止血，如槐花散；若治疗痔疮便血，无论新久，槐花可与黄连、地榆等清热燥湿、凉血止血药同用，如榆槐脏连丸。

槐花长于清肝泻火，可治疗肝火上炎之目赤肿痛、头痛眩晕，可与菊花、夏枯草等清热泻火之品同用，亦可单用煎汤代茶饮。

【药理作用】

槐花富含多种活性成分，包括黄酮、皂苷、多糖、脂肪酸、挥发油及多种氨基酸、微量元素和少量鞣质等成分，其中黄酮类化合物是槐花的主要成分。槐花具有止血、降血糖、增强免疫力、抑菌、抗病毒等作用。

荷 叶

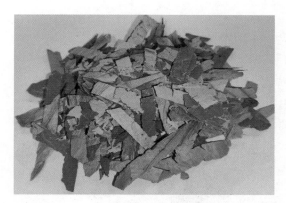

荷叶为睡莲科植物莲的叶。《医林纂要》说："荷叶，功略同于藕及莲心，而多入肝分，平热、去湿，以行清气，以青入肝也。然苦涩之味，实以泻心肝而清金固水，故能去瘀、保精、除妄热、平气血也。"

荷叶性平，味苦，归肝经、脾经、胃经，具有清暑化湿、升发清阳、凉血止血的功效。荷叶炭则有收涩化瘀止血的功效。

荷叶炭主要用于暑热烦渴、暑湿泄泻、脾虚泄泻、血热吐衄、便血崩漏、出血症和产后血晕。

荷叶炭在临床上常与鲜藿香、鲜佩兰、西瓜翠衣等配伍应用，用于夏季暑热泄泻等症。荷叶既能清热解暑，又能升发脾阳，用于暑热泄泻，常与白术、扁豆等配伍应用；对脾虚气陷、大便泄泻者，也可加入补脾胃药中同用。

荷叶性平清热，苦燥利湿；芦根甘寒质轻，善清肺胃气分之热而生津止渴，且具利小便之功，可导热邪从小便排出，二药相伍，荷叶得芦根，则清热利水作用俱增，芦根配荷叶则利湿止渴作用更甚，共奏解暑消肿之功，用于治疗温病初起或暑热伤津、烦热口渴、小便短赤及湿热犯表之水肿。荷叶味苦涩，苦可燥湿，涩可止泻，且味香性平，入脾经，可醒脾燥湿；藿香味辛香疏散，性微温，化湿而不燥热，具外散表邪、内化湿浊、和中止呕之功。二者合用，为治夏伤暑湿、寒热身重、头晕头痛、胸膈满闷、脘腹绞痛、吐泻并作之佳品。

【药理作用】

荷叶中的主要活性成分包括黄酮、生物碱、挥发油、萜类、多糖、有机酸等。在这些活性成分的共同作用下，荷叶具有降血脂、抗氧化、抑菌、降血糖、保护心血管、保护神经、保肝护肝与抗肿瘤等多种药理作用。

黄　精

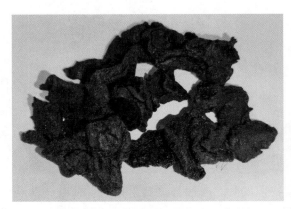

　　黄精为百合科植物滇黄精、黄精或多花黄精的干燥根茎，按形状不同，习称"大黄精""鸡头黄精""姜形黄精"。对于黄精的描述最早见于《名医别录》，其描述黄精具有补中益气、安五脏、延年不饥的功效。黄精作为药食同源类中药，既可药用，也可食用，《食疗本草》载黄精根叶花实，皆可食之；饵黄精，能老不饥。

　　黄精性平，味甘，归脾经、肺经、肾经，具有补气养阴、健脾、润肺、益肾的功效，用于脾胃虚弱、体倦乏力、口干食少、肺虚燥咳、精血不足、内热消渴等症。

　　黄精与丹参、糯稻根相须配伍可以治疗慢性肝炎之疲乏无力、腹胀不适、食欲不佳、尿量减少、汗多口干；黄精与蔓荆子配伍可以补肝气、明目；黄精与丁香、百部配伍治疗足癣、体癣；黄精与党参、当归、枸杞子配伍治病后体虚、面黄肌瘦、疲乏无力；黄精与肉苁蓉配伍可补益下焦、滋阴养血；续断补肝肾以充先天，黄精健脾胃以益后天，黄精与续断配伍阴阳双补，共奏补肝肾、健脾胃、益气血之功；黄精与人参两药合用可治体弱或病后虚损、消瘦乏力等；黄精与当归配伍，共奏健脾益气养血、疏肝行气活血、补肾纳气之功效；枸杞子与黄精相须为用，共奏补肾健脾、益气养阴之力，黄精入脾补后天，枸杞子入肾补先天，两药相须为用，先后同补，阴阳兼顾。

【药理作用】

　　现代药理学研究表明，黄精含有黄精多糖、生物碱、皂苷、黄酮、蒽醌、挥发油、植物甾醇、木脂素及多种对人体有用的氨基酸等化合物，具有抗脂肪肝、抗糖尿病、保护肾脏、抗阿尔茨海默病、保护心脏及抗肿瘤等作用。

药食同源调　脾胃

❀火麻仁❀

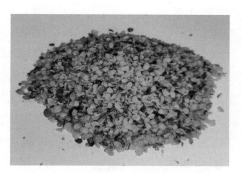

火麻仁为桑科植物大麻的干燥成熟果实，始载于《神农本草经》，《本草拾遗》言其"早春种为春麻子，小而有毒；晚春种为秋麻子，入药佳，谓火麻"。

火麻仁性平，味甘，归脾经、胃经、大肠经，具有润肠通便的功效，用于血虚津亏、肠燥便秘。

火麻仁质润多脂，能润肠通便，且又兼有滋养补虚作用，适用于老人、产妇及体弱津血不足的肠燥便秘证。《肘后备急方》单用本品，研碎，以米杂之煮粥服。临床亦常与郁李仁、瓜蒌仁、紫苏子、杏仁等润肠通便药同用；或与大黄、厚朴等配伍，以加强通便作用，如《伤寒论》麻子仁丸。

火麻仁配瓜蒌仁则润肠通便作用显著，用于治疗肠燥便秘。火麻仁配枳壳，通下与润肠同用，润而不腻，降而不峻，共奏润肠通便之效，用于治疗妊娠大便不通、腹胁坚胀。

【药理作用】

火麻仁含有丰富的营养物质和天然活性成分。火麻仁含有 20% ～ 25% 的蛋白质、20% ～ 30% 的糖类及 10% ～ 15% 的膳食纤维，富含矿质元素，具有良好的调节肠道菌群、降血压、降血脂、保肝、改善记忆力、增强免疫力、抗疲劳等作用。

❀藿　香❀

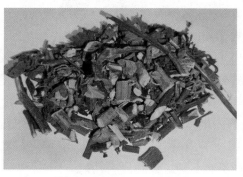

藿香为唇形科植物广藿香或藿香的全草。

藿香性微温，味辛，入肺经、脾经、胃经，具有化湿醒脾、辟秽和中、解暑、发表的功效，主治湿阻脾胃、脘腹胀满、湿温初起、呕吐、泄泻、暑湿、发热恶寒、胸脘满闷等症。

藿香配伍半夏：藿香化湿醒脾、宽中快气、和胃止呕；半夏燥湿化痰、和胃降逆止呕。二者配伍，可除脾胃寒湿而止呕吐，用于治疗寒湿内阻引起的脘腹痞满、恶心、呕吐、腹泻等症。藿香配伍佩兰：藿香芳香温煦，散表邪、化里湿、醒脾开胃、和中止呕；佩兰气香，味辛，性平，醒脾化湿解暑。二者相伍为用，清热化湿解暑、和胃醒脾之功效更著，用于治疗夏日伤暑、湿浊中阻、胃失和降而致的倦怠、胃脘痞闷、恶心、呕吐、口中发黏等症。藿香配伍砂仁：藿香化浊止呕；砂仁温中行气、安胎。二药合用，有温中理气、止呕安胎之功效，用于治疗妊娠恶阻或气滞脘闷、胃纳不佳。

【药理作用】

藿香中的化学成分以萜类和黄酮为主，同时含有少量的苯丙素、含氮类、甾体、醇类、醛类、吡喃酮、有机酸及糖苷类物质。藿香作为传统芳香化湿药物，现代药理学研究表明其具有抗病原微生物、抗炎、镇痛、调节胃肠道功能、抗肿瘤、抗氧化、调节免疫、抗过敏等药理作用。

鸡内金

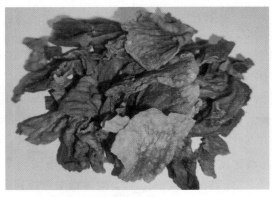

鸡内金，为雉科动物家鸡的干燥砂囊内壁。

鸡内金性平，味甘，归脾经、胃经、小肠经、膀胱经，具有健胃消食、涩精止遗、通淋化石的作用，用于食积不消、呕吐泻痢、小儿疳积、遗尿、遗精、石淋涩痛、胆胀胁痛等症。

鸡内金配伍芒硝：鸡内金味甘，性平，健脾消食，缩尿化石；芒硝咸寒，软坚化石，泻下通便。二药配用，一消一泻，软坚散结，清热化石之力增强，用于治疗尿路结石诸症。鸡内金入煎剂不宜久煎，以免影响药效。

鸡内金配伍海金沙：鸡内金生用通淋、消石、化瘀，炒用消食开胃；海金沙利水通淋，善泻小肠、膀胱血分湿热。两药配合，能通淋化石、清热消积，用于治疗黄疸肿胀、胁痛、小便淋痛、尿有砂石。

　　鸡内金配伍白术：鸡内金味甘，性平，无毒，可生发胃气、养胃阴、生胃津、消食积、助消化，还可固摄缩泉、化结石；白术甘温补中，苦温燥湿，能补脾燥湿、益气生血、和中消滞、固表止汗、安胎。鸡内金善于消，白术偏于补，白术多用、久服有壅滞之弊，故与鸡内金相伍为用，其弊可除。二药相合，一消一补，消补兼施，健脾开胃之力更彰，用于治疗脾胃虚弱、运化无力、食欲减退、食后不消、痰湿内停、脘腹胀满、倦怠无力、泄泻等症。

【药理作用】

　　鸡内金主要含胃蛋白酶、淀粉酶、角蛋白、氨基酸、多糖等，胃蛋白酶、淀粉酶是不可缺少的活性蛋白；氨基酸是人体的必需营养素，在生物代谢过程中起着关键作用；鸡内金多糖（PEGG）由鼠李糖、葡萄糖、岩藻糖、甘露糖和半乳糖组成。鸡内金具有调节肠道功能、改善血糖、抗肾结石等作用。

金银花

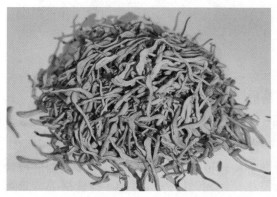

　　金银花为忍冬科忍冬属植物忍冬的干燥花蕾或待开放的花。

　　金银花性寒，味甘，归肺经、胃经，具有清热解毒、消炎退肿的功效，主治外感风热或温病发热、中暑、热毒血痢、痈肿疔疮、喉痹、多种感染性疾病。

　　金银花清热解毒，能消散上焦风热而解表，既清气又清营。金银花藤清热之力弱于金银花，但金银花藤有通经活络、消经络中风热的作用，既能清上下周身风热，解毒消肿，又能止四肢酸痛，若配桑枝、丝瓜络同用更妙，用于治疗外感风热、咽喉肿痛、四肢酸楚、红肿疼痛、脉管炎等症。

　　金银花配伍川贝母：金银花能清热解毒疗疮；川贝母能清热消痈散结。二药相伍，作用柔和，祛邪而不伤正。治疗小儿湿疮，症见头面起疹形如粟米，散在或密布，色红，搔起白屑，其形如癣。

金银花配伍当归：金银花清热解毒，消痈散结，为治疮痈要药；当归既能活血消肿止痛，又能补血生肌，为外科所常用。二药伍用，一清一散，肿毒自除，痈疽立愈，用于治疗痈疽初起、热毒结聚、气血瘀滞。

金银花配伍生甘草：金银花善于化毒，故治痈疽、肿毒、疮癣、杨梅、风湿诸毒，诚为要药；生甘草补中平肝，厚脾扶胃，且解百毒。二药配伍，可加强解毒之力，用于治疗疮疡肿毒。

【药理作用】

金银花药效物质包括挥发油、有机酸、黄酮、环烯醚萜苷及三萜皂苷等，具有抗炎、抗菌、抗病毒、抗氧化、免疫调节、降血糖及保肝等多种药理作用。

❧ 桔 梗 ❧

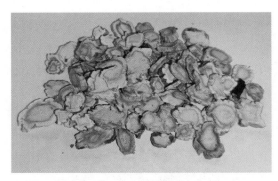

桔梗为桔梗科植物桔梗的干燥根。

桔梗性平，味苦、辛，归肺经，具有宣肺、利咽、祛痰、排脓的功效，用于治疗咳嗽痰多、胸闷不畅、咽痛音哑、肺痈吐脓等症。

桔梗宣肺气、利咽喉，甘草清热解毒，二者合用，利咽解毒作用较好，常用于治咽喉肿痛，并常配金银花、连翘、荆芥、薄荷、板蓝根等清热解毒、辛凉解表之类药物，治外感风热咽痛、痄腮等疗效尤好。桔梗开肺、止咳化痰，半夏降逆、燥湿化痰，二者相配有宣肺降气、止咳化痰的功效，可用于外感风寒或宿有湿痰的咳嗽、吐痰、清稀量多。桔梗既能开肺气，又能疏利胃肠，与能宽胸利膈的枳壳相配，有开气利膈、止咳祛痰的功效，治疗胸膈痞满不痛、肠鸣及胸闷、咳痰等。桔梗、贝母二药都能祛痰止咳，桔梗又能开郁排脓，贝母又善清热散结，二者相配有消痰气郁结的功效，常用于咳嗽吐痰黏稠、胸痛及痰核瘰疬等。桔梗与芦根、桃仁、薏苡仁等清热、消瘀药相配，可用于肺痈胸痛、咳吐脓血；与郁金、红花、赤芍等行气、活血、止痛药相配，可治胸胁刺痛。

【药理作用】

桔梗含多种化学成分，如桔梗皂苷、黄酮、脂肪酸、甾醇、维生素、酚酸与其他生物活性化合物等，有抗肿瘤、护肝、抗炎、抗氧化等药理作用。

菊 花

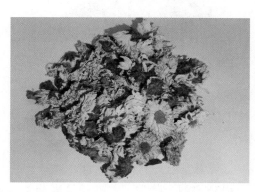

菊花为菊科植物菊的头状花序。

菊花性微寒，味苦、甘、辛，归肺经、肝经，具有散风清热、平肝明目、清热解毒的功效，主治风热感冒、头痛眩晕、目赤肿痛、眼目昏花、疮痈肿毒等症。

菊花体轻达表，气清上浮，微寒清热，功善疏散肺经风热，但发散表邪之力不强，常用治风热感冒，或温病初起，温邪犯肺，发热、头痛、咳嗽等症，每与性能功用相似的桑叶相须为用，并常配伍连翘、薄荷、桔梗等，如《温病条辨》桑菊饮。

菊花能清肝热、平肝阳，常用治肝阳上亢之头晕目眩，每与石决明、珍珠母、白芍等平肝潜阳药同用；若肝火上攻而出现眩晕、头痛，以及肝经热盛、热极动风，可与羚羊角、钩藤、桑叶等清肝热、息肝风药同用，如《重订通俗伤寒论》羚角钩藤汤。

菊花既能疏散肝经风热，又能清泄肝热以明目，故可用治肝经风热，或肝火上攻所致目赤肿痛，治疗前者常与蝉蜕、木贼、白僵蚕等疏散风热明目药配伍，治疗后者常与石决明、决明子、夏枯草等清肝明目药同用。若肝肾精血不足，目失所养，眼目昏花，视物不清，又常配伍枸杞子、熟地黄、山茱萸等滋补肝肾、益阴明目药，如《医级》杞菊地黄丸。

菊花能清热解毒，可治疗疮痈肿毒，常与金银花、生甘草同用，如《揣摩有得集》甘菊汤。

【药理作用】

菊花中含有多种化学成分，主要有黄酮、挥发油、苯丙素、萜类、氨基酸等，其中黄酮和苯丙素为菊花的主要药效成分。菊花具有保护心血管、降血压、杀菌、抗病毒、调节免疫、抗氧化、抗肿瘤、护肝等作用。

菊 苣

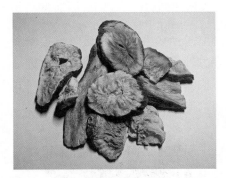

菊苣为菊科植物毛菊苣及菊苣的地上部分。

菊苣味微苦、咸，性凉，归脾经、肝经、膀胱经，具有清肝利胆、健胃消食、利尿消肿的功效，用于湿热黄疸、胃痛食少、水肿尿少等症。

【药理作用】

目前从菊苣中已分离得到多糖、萜类（尤其是倍半萜）、黄酮、酚酸和多种维生素、金属元素等化学成分。药理学研究主要集中在其保肝、抗菌、降血糖、降血脂和抗高尿酸血症作用上。

陈 皮

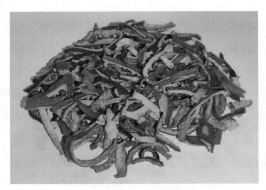

陈皮为芸香科植物橘及其栽培变种的干燥成熟果皮。陈皮是常见的药食两用的药材，首载于《神农本草经》，言其以果皮入药，讲究经年陈久者良之，《日华子本草》中提及陈皮为脾胃之圣药。

陈皮性温，味苦、辛，归脾经、肺经，具有理气健脾、燥湿化痰之功。

陈皮有行气、除胀、燥湿之功，善治脾胃气滞、湿阻之脘腹胀满、食少吐泻。与苍术、厚朴等化湿药配伍，治疗湿滞脾胃所致的脘腹胀满、不思饮食、口淡无味、恶心呕吐、嗳气吞酸等症状，如平胃散；与山楂、神曲等消食药配伍，治疗食积气滞、脘腹胀痛等症，如保和丸；也可配伍人参、白术、茯苓等，治疗脾虚气滞所致的纳差、食后腹胀。

陈皮有苦降之性，《名医别录》谓其"下气，止呕"，善治呕吐、呃逆。可与人参、竹茹、大枣等补气、化痰药配伍，治疗虚实错杂有热所致气逆不降、呃逆、呕吐，如橘皮竹茹汤；可与生姜等配伍，治疗胃寒气逆所致哕逆，如橘皮汤；也可配竹茹、栀子等清化热痰，除烦止呕。

陈皮善于燥湿化痰，为治湿痰、寒痰之要药。与半夏、茯苓等化痰止咳、利水渗湿药配伍治疗湿痰咳嗽，如二陈汤；或与干姜、细辛、半夏等温里、止咳药配伍治疗寒痰咳嗽。

陈皮入肺走胸，善理气宽胸，行气通痹止痛。常与枳实、生姜等理气、解表药配伍，治痰气交阻之胸痹、胸中气塞、短气等症，如橘皮枳实生姜汤。

【药理作用】

现代药理学研究表明，陈皮主要含挥发油、黄酮、生物碱、有机胺和微量元素等活性成分，具有助消化、抑菌消炎、抗肿瘤、保护神经、抗氧化、抗抑郁、降血脂、保肝、调节血压及治疗糖尿病等作用。

❀ 橘 红 ❀

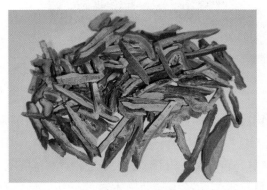

橘红为芸香科植物橘及其栽培变种的干燥外层果皮。橘红是常见的药食两用的药材，《药品化义》言其"辛能横行散结，苦能直行下降，为利气要药。盖治痰须理气，气利痰自愈，故用入脾肺，主一切痰病，功居诸痰药之上"。

橘红性温，味辛、苦，归肺经、脾经，具有理气宽中、燥湿化痰的功效。蜜炙可增强其止咳化痰的功效，盐炒可增强其下气消痰的功效，土炒可增强其补脾和胃的功效。

橘红主理脾以调诸气，可理气宽中、解郁导滞，故常用于食积呕吐、嗳气呃逆、脘腹胀痛等症。食积不化、腹胀呕逆者，可配伍山楂、神曲、枳壳等，以消食化滞；妇女妊娠恶心、呕吐、口淡乏味者，宜配伍白术、苏叶、生姜等，以健脾和胃止呕；噎膈反胃、饮食不下者，配伍郁金、砂仁等，以理气宽胃。

橘红有较强的燥湿化痰之功，故常用于咳喘痰多、胸膈痞闷等症。凡寒痰、湿痰所致咳喘痰多、胸膈痞闷者，可与半夏、紫苏子、杏仁、川贝母等相伍，以增化痰平喘止咳之力；若咳嗽痰多、口渴咽干者，则宜与瓜蒌、知母、款冬花等同用，以增润肺化痰止咳之效。

【药理作用】

橘红营养价值很高，含有丰富的蛋白质、有机酸、维生素及钙、磷、镁、钠等人体必需的矿质元素。现代药理学研究证明，橘红中主要包含黄酮、多糖、挥发油等活性成分，具有化痰止咳、抗炎、免疫调节、防治糖尿病心肌功能损伤、抗氧化、降低血糖和血脂等药理作用。

决明子

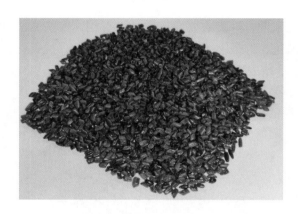

决明子为豆科植物决明或小决明的干燥成熟种子。决明子是常见的药食两用的药材，《神农本草经》言其"主青盲，目淫肤赤白膜，眼赤痛，泪出，久服益精光"。

决明子性微寒，味甘、苦、咸，归肝经、大肠经，具有清肝明目、润肠通便的功效。

决明子善清肝明目。常与黄芩、赤芍、木贼等配伍，治疗目赤肿痛、羞明多泪等肝火上炎病症，如决明子散；与桑叶、菊花、木贼等配伍，治风热上攻之头痛目赤；也可与山茱萸、熟地黄、枸杞子等滋补肝肾药配伍，治疗肝肾阴亏引起的视物昏花、目暗不明。

决明子既能清泻肝火，又能平抑肝阳，常与菊花、夏枯草、钩藤等清肝、平肝药配伍，治肝火上攻或肝阳上亢之头痛眩晕。

决明子功善清热润肠通便，常与瓜蒌仁、火麻仁、郁李仁等润肠通便药配伍，治内热肠燥或津亏肠燥所致大便秘结。

【药理作用】

决明子作为药食两用的中药，含有丰富的糖类、蛋白质、脂肪、微量元素等营养物质，现代药理学研究证明，决明子含有蒽醌、萘并吡喃酮类、黄酮、生物碱、多糖等多种活性成分，具有降血压、调血糖、降血脂、泻下通便、保肝、抑菌、抗氧化、抗肿瘤等作用。

昆　布

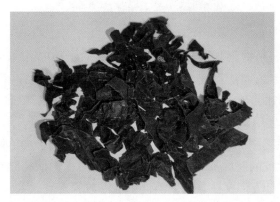

昆布为海带科植物海带或翅藻科植物昆布（鹅掌菜）的干燥叶状体。昆布是常见的药食两用的药材，《名医别录》言其"主十二种水肿，瘿瘤聚结气，瘘疮"。

昆布性寒，味咸，归肝经、胃经、肾经，具有消痰软坚散结，利水消肿的功效。

昆布与化痰软坚、理气散结之海藻、贝母、青皮等配伍，治瘿瘤初起，或肿或硬，而未破者，如海藻玉壶汤；与清肝、理气、活血之芦荟、青皮、川芎等配伍，治瘿瘤初起兼肝火旺者；与益气、养血之人参、当归、熟地黄等配伍，治瘿瘤日久，气血虚弱者；与解表、化痰、散结之羌活、防风、海藻、连翘等配伍，治瘰疬初起兼恶寒发热者；与补气血、解肝郁之人参、当归、香附等配伍，治肝气郁结、气血不足所致瘰疬者；与清热、凉血、解毒之玄参、黄连、三棱等配伍，治瘰疬遍生下颏或至颊车，坚而不溃，热毒偏盛者；与散结、止痛之橘核、荔枝核、延胡索等配伍，治因下焦寒湿、气滞血瘀所致睾丸肿硬疼痛者。

昆布能利水道而消肿，常与利湿之防己、大腹皮、车前子等配伍，以增强利水消肿之功。

【药理作用】

现代研究发现，昆布主要活性成分为多糖、天然蛋白质、脂肪、纤维素、矿质元素和核酸等，其中多糖主要有褐藻酸盐、褐藻淀粉、褐藻糖胶（又称岩藻糖胶）3种类型，目前被证明的药理作用有抗肿瘤、免疫调节、降血脂和降血液黏度、调血糖、降血压、抗凝血、抗突变、防辐射、抗疲劳、抗氧化、抗病毒等。

莱菔子

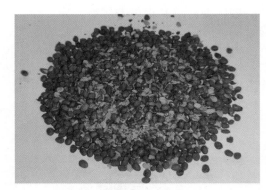

莱菔子为十字花科植物萝卜的干燥成熟种子。莱菔子是常见的药食两用的药材，《本草纲目》言其"下气定喘，治痰，消食，除胀，利大小便，止气痛，下痢后重，发疮疹"。

莱菔子性平，味甘、辛，归脾经、胃经、肺经，具有消食除胀、降气化痰的功效。若取其降气化痰则宜生用，若取其消食除胀则宜炒制。

莱菔子消食化积之中尤善行气消胀。莱菔子与山楂、神曲、陈皮等消食、行气药配伍，治食积气滞所致的脘腹胀满或疼痛、嗳气吞酸、大便秘结或积滞泻痢，如保和丸；与白术等健脾药配伍，攻补兼施，治食积气滞兼脾虚者，如大安丸。

莱菔子既能消食化积，又能降气化痰。研为末单服可治痰壅气逆、喘咳痰多、胸闷不舒、食少等病症；也可与白芥子、紫苏子等降气化痰药同用，如三子养亲汤。

【药理作用】

现代药理学研究证明，莱菔子含有多种活性成分，如挥发油、脂肪酸、生物碱、黄酮等，具有平喘、镇咳、祛痰、降血压、降血脂、抗菌、增强胃肠道动力、改善泌尿系统功能、抗氧化等多种药理作用。

莲 子

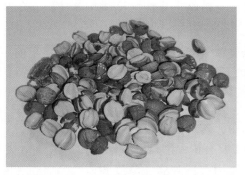

莲子为睡莲科植物莲的干燥成熟种子。莲子是常见的药食两用的药材，《本草纲

目》言其"交心肾，厚肠胃，固精气，强筋骨，补虚损，利耳目，除寒湿，止脾泻久痢，赤白浊，妇女带下崩中诸血病"。

莲子性平，味甘、涩，归脾经、肾经、心经，具有补脾止泻、止带、益肾涩精、养心安神的功效。

莲子味甘补脾，味涩止泻，既可补益脾气，又能涩肠止泻，与人参、茯苓、白术等健脾益气药配伍，用以治脾虚久泻、食欲不振等症，如参苓白术散。

莲子既能补脾益肾，又能固涩止带，其补涩兼施，为治疗脾虚、肾虚带下之常用药。治脾虚带下者，莲子常与茯苓、白术、山药等益气、健脾、化湿之品配伍；治脾肾两虚、带下清稀、腰膝酸软者，莲子可与山茱萸、山药、芡实等健脾、固涩之品配伍。

莲子能益肾固精。常与芡实、龙骨等补肾、固精之品同用，治肾虚精关不固之遗精、滑精，如金锁固精丸。

莲子能养心益肾，交通心肾而宁心安神。常与酸枣仁、茯神、远志等安神药同用，治心肾不交之虚烦、心悸、失眠。

【药理作用】

现代药理学研究证明，莲子富含多酚、多糖、生物碱等多种活性成分，具有抗氧化、抗肿瘤、抑菌、抗炎、抗抑郁、免疫调节、抗衰老、保护心血管等作用。

❀ 龙眼肉 ❀

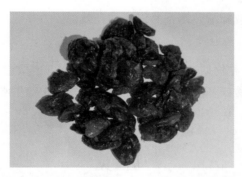

龙眼肉为无患子科植物龙眼树的假种皮。龙眼肉是常见的药食两用的药材，首载于《神农本草经》，言其"主五脏邪气，安志，厌食，久服强魂魄，聪明"。

龙眼肉性温，味甘，归心经、脾经，具有补益心脾、养血安神的功效。

龙眼肉既不滋腻，又不壅滞，为滋补良药。常与人参、当归、酸枣仁等益气养血药配伍，治疗心脾两虚、气血不足所致的心悸怔忡、健忘失眠、血虚萎黄，如归脾汤；或单用龙眼肉，加白糖蒸熟，开水冲服，用于年老体衰、产后、大病之后所致的气血亏虚证。

【药理作用】

龙眼肉作为药食两用的中药，营养丰富，含有丰富的氨基酸、蛋白质、脂质、糖类、微量元素等营养物质，以及皂苷、多肽、多酚、核苷、挥发油等多种活性成分，具有抗氧化、抗肿瘤、免疫调节、抗衰老、调节内分泌、抗脑缺血／再灌注损伤、抗焦虑等多种作用。

❧ 罗汉果 ❧

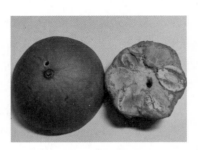

罗汉果为葫芦科植物罗汉果的干燥果实。罗汉果是常见的药食两用的药材，始载于《岭南采药录》，言其"味甘，理痰火咳嗽，和猪精肉煎汤食之，将其鲜品捣烂取汁兑茶饮治疗咽喉炎、百日咳"。

罗汉果性凉，味甘，归肺经、大肠经，能清热润肺、利咽开音、润肠通便。治疗肺热郁闭咽痛、声哑、喉燥干咳，罗汉果可与甘草同用，可单味煎服，或配伍百部、桑白皮等化痰、止咳之品。治疗肺热伤津之咳嗽痰稠，咯吐不利，或干咳无痰，咽干便燥，罗汉果常配伍桑白皮、地骨皮等清肺、凉血之品。

罗汉果质滑性润，宣上导下，能润肠通便，清泄火热，用于肺热肠燥便秘、头痛目赤，单味泡服即可，或配清热泻下药以增强药效。

【 **药理作用** 】

罗汉果富含多种营养物质，如维生素 C、维生素 E、微量元素等，此外还含有葫芦烷三萜、黄酮、氨基酸、多糖等生物活性成分，具有止咳平喘祛痰、抑菌、降血糖、抗肿瘤、保肝、抗氧化、免疫调节等作用。

❧ 马齿苋 ❧

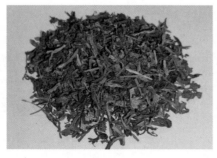

马齿苋为马齿苋科植物马齿苋的干燥地上部分。马齿苋是常见的药食两用的药材，

《本草纲目》言其"散血消肿，利肠滑胎，解毒通淋，治产后虚汗"。

马齿苋性寒，味酸，归肝经、大肠经，具有清热解毒、凉血止血、止痢的功效。

马齿苋为治痢疾的常用药物，单用水煎服即效。《太平圣惠方》以之与粳米煮粥，空腹服食，治疗热毒血痢；《经效产宝》单用鲜品捣汁入蜜调服，治疗产后血痢；与黄芩、黄连等配伍，治疗大肠湿热，腹痛泄泻，或下利脓血，里急后重。

马齿苋具有清热解毒、凉血消肿之功，用治火热毒盛、痈肿疔疮、丹毒、湿疹及蛇虫咬伤，《医宗金鉴》单用本品煎汤内服并外洗，再以鲜品捣烂外敷；也可与重楼、拳参、蒲公英等药配伍。

马齿苋有清热凉血、收敛止血之效。故用治大肠湿热，便血痔血，可与地榆、槐角、凤尾草等同用；若用治血热妄行，崩漏下血，可单味药捣汁服用，或配伍茜草、苎麻根、侧柏叶等药。

此外，马齿苋也可用治湿热淋证、带下。

【药理作用】

现代药理学研究证明，马齿苋富含生物碱、萜类、黄酮、有机酸、多糖等多种活性成分，具有抗肿瘤、抗氧化、抗菌、保肝、抗病毒、保护神经、降血糖等多重药理作用。

҉ 麦 芽 ҉

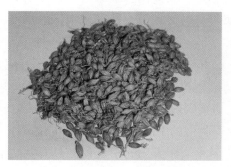

麦芽为禾本科植物大麦的成熟果实经发芽干燥而得。麦芽是常见的药食两用的药材，《药性论》言其"消化宿食，破冷气，去心腹胀满"。

麦芽性平，味甘，归脾经、胃经，具有行气消食、健脾开胃、回乳消胀的功效。生麦芽重于健脾和胃、疏肝行气，用于脾虚食少、乳汁郁积；炒麦芽重于行气消食回乳，用于食积不消、妇女断乳；焦麦芽重于消食化滞，用于食积不消、脘腹胀痛。

麦芽尤善促进淀粉类食物的消化。单用麦芽煎服或研末服可治小儿乳食停滞；与山楂、六神曲、鸡内金等消食药配伍，主治米面薯芋类饮食积滞、脘腹胀满等症；与白术、陈皮等益气健脾药配伍，治脾虚食少、食后脘腹胀满等症。

麦芽可用于妇女断乳，或乳汁郁积之乳房胀痛。

麦芽常配伍柴胡、香附、川楝子等疏肝行气止痛药，用于治肝气郁滞或肝胃不和之胁肋、脘腹疼痛。

【药理作用】

麦芽作为药食两用的中药，含丰富的腺嘌呤、胆碱、蛋白质、氨基酸、维生素B、维生素D、维生素E、细胞色素C等营养物质，并含淀粉酶、催化酶、麦芽糖及大麦芽碱、大麦芽胍碱等活性成分，具有助消化、调节泌乳素释放、保肝、调节肠道菌群、抗结肠炎、促性激素分泌、抗真菌、降血糖、兴奋心脏、收缩血管、扩张支气管、促进肠蠕动等作用。

牡 蛎

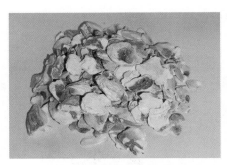

牡蛎为牡蛎科动物长牡蛎、大连湾牡蛎或近江牡蛎的贝壳。牡蛎始载于《神农本草经》，载其"主伤寒寒热，温疟洒洒，惊恚怒气，除拘缓，鼠瘘，女子带下赤白。久服强骨节，杀邪鬼"。

牡蛎性微寒，味咸，归肝经、胆经、肾经，具有潜阳补阴、重镇安神、软坚散结、收敛固涩、制酸止痛的功效。若取其潜阳补阴、重镇安神、软坚散结之功可生用，取其收敛固涩、制酸止痛之功则应煅用。

牡蛎质重，有与石决明类似的平肝潜阳之功，并能益阴，如镇肝息风汤，与龟甲、龙骨、白芍同用，治水不涵木、阴虚阳亢引起的眩晕耳鸣之症；与龙骨相须为用，治心神不安、惊悸怔忡、失眠多梦等症；与浙贝母、玄参等配伍，治疗瘰疬痰核、癥瘕痞块，如消瘰丸。

牡蛎煅又有与煅龙骨相似的收敛、固涩作用，还可制酸止痛，可以治疗自汗盗汗、遗精滑精、崩漏带下、滑脱不禁等症。与沙苑子、龙骨、芡实等配伍治疗肾虚遗精、滑精，如金锁固精丸；与麻黄根、浮小麦等同用治疗自汗、盗汗，如牡蛎散；与山茱萸、山药等配伍又治疗崩漏、带下；与海螵蛸、瓦楞子、海蛤壳等同用还可治胃痛反酸。

【药理作用】

牡蛎主要含碳酸钙、磷酸钙及硫酸钙，还含有铜、铁、锌、锰、锶、铬等元素及

药食同源调
脾胃

多种氨基酸。牡蛎有镇静、抗惊厥、抗癫痫、镇痛、抗肝损伤、增强免疫、抗肿瘤、抗氧化、抗衰老、抗胃溃疡等作用。除此之外，牡蛎多糖还具有降血脂、抗凝血、抗血栓等作用。

木　瓜

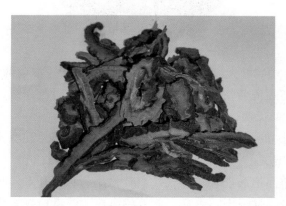

木瓜为蔷薇科植物贴梗海棠的干燥近成熟果实。木瓜入药始载于《名医别录》，谓其"主湿痹邪气，霍乱大吐下，转筋不止"。

木瓜性温，味酸，主归肝经、脾经，具有祛风湿、舒筋活络、化湿和胃的功效。木瓜多为切片生用。

木瓜既有较好的舒筋活络作用，又能化湿，常被用来治疗风湿痹痛及腰膝关节酸重疼痛，并且是湿痹筋脉拘挛之要药。木瓜与乳香、没药、生地黄相配，治筋急项强、不可转侧，如《普济本事方》木瓜煎；与羌活、独活、附子配伍，治疗脚膝疼重，不能远行久立，如《传信适用方》木瓜丹。

木瓜善化湿和胃、舒筋活络，且味酸略兼生津作用。湿邪得化中焦运转则和，泄泻呕吐可止。味酸又入肝经，津液足则转筋舒。在《仁斋直指方论》中，木瓜与小茴香、吴茱萸等同用组为木瓜汤，治疗湿阻中焦之腹痛吐泻转筋偏寒湿者，症见腹部疼痛、吐泻不止、胸膈烦闷、口干多渴；偏暑湿者则配以蚕沙、薏苡仁、黄连祛暑化湿。木瓜性质温通，是治疗脚气水肿的常用药，感受风湿、脚气肿痛不能忍者可与吴茱萸、槟榔、紫苏等配伍。除此之外，木瓜还能治疗湿滞痢疾，常与车前子、罂粟壳等配伍。

【药理作用】

现代药理学证明，木瓜化学成分包括皂苷、齐墩果酸、熊果酸、苹果酸、枸橼酸、酒石酸等大量有机酸及过氧化酶、酚氧化酶、氧化酶、鞣质、果胶等，具有抗炎镇痛、祛风湿、抗肿瘤、保肝、抗菌等作用。

胖大海

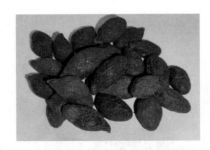

胖大海为梧桐科植物胖大海的干燥成熟种子，始载于《本草纲目拾遗》，载其"治火闭痘……并治一切热证劳伤，吐衄下血，消毒去暑，时行赤眼，风火牙疼，虫积，下食，痔疮漏管，干咳无痰，骨蒸内热，三焦火证"。

胖大海性寒，味甘，归肺经、大肠经，具有清热润肺、利咽开音、润肠通便的功效。本品煎服或沸水泡服。

胖大海质轻，单品泡服能轻宣肺气、润肺化痰、利咽开音，与甘草配伍可以治疗肺热郁闭咽痛、声哑、喉燥干咳等症；兼外感风热、咳嗽声嘶等症可以与蝉蜕同用，如《经验方》海蝉散；治疗肺热伤津之咳嗽痰稠、咯吐不利，或干咳无痰、咽干便燥，常与桑白皮、地骨皮等同用。

胖大海质滑性润，宣上导下，能润肠通便，清泄火热。单味药泡服可以治疗肺热肠燥便秘、头痛目赤，如《医界春秋》中胖大海加冰糖可以治疗因热而大便便血；也可以配伍清热泻下药增强药效。

【药理作用】

现代药理学证明，胖大海具有解热镇痛的作用，能改善黏膜炎症，减轻痉挛性疼痛。水浸液能够促进肠道蠕动，有缓泻作用，其中种仁作用最强，种仁溶液还具有降压的作用。胖大海浸剂等有抗病毒、抗菌及抗炎作用。对特异性免疫功能也有一定的促进作用，外皮、软壳、种仁的水浸液提取物皆有一定的利尿和镇痛作用，种仁作用最强。

蒲公英

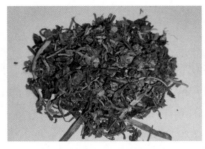

蒲公英是菊科植物蒲公英、碱地蒲公英或同属数种植物的干燥全草，始载于《新

修本草》，别名黄花地丁、奶汁草等，是药食同源的一味传统中药，有"草中皇后"的美称。

蒲公英性寒，味苦、甘，归肝经、胃经，具有清热解毒、消肿散结、利湿通淋的功效。蒲公英入药多生用或鲜用。

蒲公英可以清热消痈，治疗内外热毒疮痈诸症。

蒲公英兼能通乳，是治疗乳痈的要药，如单用浓煎服或者以鲜品捣汁内服、药渣外敷，可以治疗乳痈肿痛。蒲公英与金银花、紫花地丁、野菊花等清热解毒药配伍，治疗痈肿疔疮，如五味消毒饮，与大黄、牡丹皮、桃仁配伍，治疗肠痈腹痛；与鱼腥草、冬瓜仁等同用治疗肺痈吐脓，与夏枯草、连翘、浙贝母配伍治疗瘰疬。

蒲公英解毒消肿散结，与板蓝根、玄参配伍可治疗咽喉肿痛，鲜品捣碎外敷用于毒蛇咬伤。

蒲公英入肝经，有清肝明目的作用，可单取汁点眼或浓煎内服，也可与菊花、夏枯草、决明子等药配伍治疗肝火上炎引起的目赤肿痛。蒲公英还能够清热利湿、利尿通淋，与茵陈、栀子、大黄配伍治疗湿热黄疸，如茵陈蒿汤；与白茅根、金钱草等同用治疗热淋涩痛。

【药理作用】

现代药理学研究证明，蒲公英内含有的有机酸、挥发油、黄酮、蒲公英醇、蒲公英素等活性成分，具有抗菌、抑菌、提高免疫力、抗肿瘤、保肝利胆等作用。

❧ 芡 实 ❧

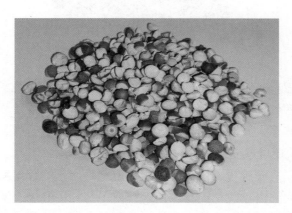

芡实为睡莲科植物芡的干燥成熟种仁，首次记载于《神农本草经》，言其"主治湿痹腰脊膝痛，补中，除暴疾，益精气，强志，令耳目聪明"。芡实是常见的药食两用的药材，别名鸡头米、卵菱等，有"水中人参""水中桂圆"的美称。

芡实性平，味甘、涩，归脾经、肾经，具有益肾固精、补脾止泻、除湿止带的功效。芡实入药多生用或麸炒用。

芡实干涩收敛，有益肾固精之功，可以治疗肾虚遗精滑精、遗尿尿频。芡实与金樱子相须为用治疗肾虚不固之腰膝酸软、遗精滑精、遗尿尿频等症，如水陆二仙丹；与莲子、莲须、牡蛎等配伍治疗肾虚不固、遗精滑泄、神疲乏力、四肢酸软诸症，如金锁固精丸。

　　芡实入脾，味甘，能够补脾止泻，与白术、茯苓、扁豆等药同用，可以治疗脾虚湿盛、久泻不止。芡实益肾健脾、收敛固涩、除湿止带，是治疗带下的佳品，常与党参、白术、山药等药同用，治脾肾两虚之白浊、带下，也可以与黄柏、车前子等清热利湿药配伍，共奏清热除湿、止带之功，治疗湿热带下，如易黄汤。

【药理作用】

　　现代药理学研究证明，芡实主要含多酚、甾醇、黄酮、环肽、酯类等活性成分，具有抗氧化、延缓衰老、降血糖、抗疲劳、抗心肌缺血、抗癌等药理作用。在临床上对于肾病、乳糜血尿、慢性肠炎等疾病的治疗有一定的效果。

肉豆蔻

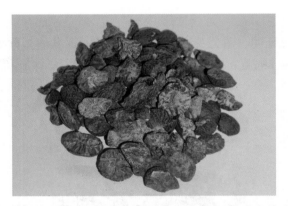

　　肉豆蔻是肉豆蔻科植物肉豆蔻的干燥种仁，首载于《雷公炮炙论》，《药性论》言其"能主小儿吐逆不下乳，腹痛；治宿食不消，痰饮"。

　　肉豆蔻性温，味辛，归脾经、胃经、大肠经，具有温中行气、涩肠止泻的功效。肉豆蔻入药多生用，还可麸皮煨制去油使用，用时要捣碎。

　　肉豆蔻入中焦，有暖脾胃、固大肠、止泻痢之功，是治疗虚寒泻痢的要药，可以治疗虚泻、冷痢诸症。肉豆蔻与人参、白术、诃子等补气健脾、涩肠药配伍，治疗脾胃虚寒所致的久泻、久痢；与吴茱萸、补骨脂、五味子等温里、补阳、收涩药同用，治疗脾肾阳虚、五更泄泻，如四神丸。

　　肉豆蔻辛香温燥，可以温中理脾、行气止痛，与木香、干姜、半夏等理气、温中药配伍，治疗胃寒气滞、脘腹胀痛、食少呕吐等症；与附子同用，治疗脾脏久冷、滑泻不止，如《太平圣惠方》肉豆蔻丸；与生姜汁等配伍，可以治疗水泻无度、肠鸣腹痛等症，如肉豆蔻散。此外，肉豆蔻还可以与六神曲、麦芽、使君子、槟榔等健脾、消食、杀虫药配伍，治疗小儿消化不良、虫积腹痛，如肥儿丸。

【药理作用】

现代药理学研究证明，肉豆蔻含有去氢二异丁香酚、香桧烯、α－蒎烯、β－蒎烯、肉豆蔻醚等挥发油以及木脂素等活性成分。脱脂种仁含肉豆蔻酸及三萜皂苷，苷元为齐墩果酸。肉豆蔻具有调节消化系统、降血糖和血脂、抗菌、抗炎、镇痛、抗寄生虫等作用。

沙 棘

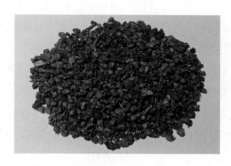

沙棘为胡颓子科植物沙棘的干燥成熟果实。

沙棘性温，味甘、酸、涩，归脾经、胃经、肺经、心经，具有健脾消食、止咳祛痰、活血散瘀的功效。

沙棘可用于治疗脾虚食少、食积腹痛等症。沙棘既能温养脾气、开胃消食，又可化阴生津。《四部医典》以之与芫荽子、藏木香、余甘子等同用，治疗脾气虚弱或脾胃气阴两伤之食少纳差、消化不良、脘腹胀痛、体倦乏力。

沙棘可以用治咳嗽痰多，为藏医、蒙医治疗咳喘痰多的常用药。沙棘可以单用，如《四部医典》以沙棘适量，煎煮浓缩为膏服用；也可与其他药配伍使用，如在五味沙棘散中，沙棘与余甘子、白葡萄、甘草等止咳祛痰药同用。

沙棘有活血化瘀的作用，常用于治疗瘀血经闭、胸痹心痛、跌扑瘀肿等症，可与川芎、三七、丹参等药配伍使用，治疗妇女经闭、月经不调、胸痹心痛、跌打损伤等多种瘀血证。

【药理作用】

现代药理研究证明，沙棘果和叶中富含黄酮、鞣质、萜类、多糖、维生素等多种活性成分，具有抗炎、抗肿瘤、抗心血管疾病、免疫调节、抗疲劳、抗氧化、保肝、抗衰老、抑菌等广泛的药理活性。

砂 仁

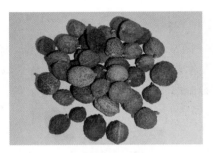

砂仁为姜科植物阳春砂、绿壳砂或海南砂的干燥成熟果实。

砂仁性温，味辛，归脾经、胃经、肾经，具有化湿开胃、温中止泻、理气安胎的功效。

砂仁辛散温通，气味芳香，其化湿醒脾开胃、行气温中之效均佳，常用于治疗湿浊中阻、脾胃气滞、脘痞不饥等。古人谓其"为醒脾调胃要药"，故凡湿阻或气滞所致之脘腹胀痛等脾胃不和诸证常用，尤其是寒湿气滞最为适宜，常与厚朴、陈皮、枳实等同用。《景岳全书》中所记载的香砂枳术丸即砂仁与木香、枳实同用，治疗脾胃气滞；若配伍健脾益气之党参、白术、茯苓等，可用于脾胃气虚、痰阻气滞证，如香砂六君子汤。

砂仁性温，可以温中暖胃以止呕止泻，用治脾胃虚寒、呕吐泄泻，其重在温脾，可单用研末吞服，或与干姜、附子等药一同使用。

砂仁味辛能行，可行气和中而止呕安胎，用以治疗妊娠恶阻、胎动不安。若妊娠呕逆不能食，砂仁可单用，或与紫苏梗、白术等同用；取砂仁益气养血安胎之功，可用于治疗气血不足、胎动不安，常与人参、白术、熟地黄等配伍，如泰山磐石散。

【药理作用】

砂仁为我国传统的药食两用中药材之一，砂仁中含有丰富的纤维素、蛋白质、微量元素等营养物质，现代药理学研究证明，砂仁中主要含有挥发油、黄酮、多糖等生物活性成分，具有保护胃肠道、抗炎、镇痛、抑菌、调节肠道菌群、保肝、抗氧化、降血压等作用。

山 药

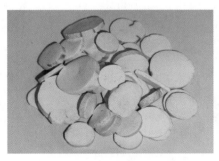

山药为薯蓣科植物薯蓣的干燥根茎，始载于《神农本草经》，言其"补中、益气

药食同源调 脾胃

力、长肌肉"。传统认为河南古怀庆府（今河南省沁阳市）所产者品质最佳，为道地药材，故有"怀山药"之称。

山药性平，味甘，归脾经、肺经、肾经，具有益气养阴、补脾肺肾、健胃涩精止带的功效。若取其补脾健胃之功，治疗脾虚食少、泄泻便溏、白带过多时，宜用麸炒山药。

山药能补脾气，益脾阴，助消化，又兼涩性，能够止泻、止带，常用于治疗脾虚食少、大便溏泻、白带过多等症。唯其"气轻性缓，非堪专任"，对气虚重证，多入复方使用，用作人参、白术等的辅助药，如《太平惠民和剂局方》中治脾虚食少便溏的参苓白术散和《傅青主女科》中治带下的完带汤。因其富含营养成分，又容易消化，可作为食品长期服用，对慢性久病或病后虚弱羸瘦、需营养调补而脾运不健者，山药可作为调补之品食用。

山药入肺经，能补益肺气，兼能滋养肺阴，可与太子参、南沙参等药配伍，多用治肺虚喘咳、久咳、或虚喘。

山药亦入肾经，能补肾气，滋肾阴，兼具收涩之性，适用于肾气虚的腰膝酸软、夜尿频多或遗尿、滑精早泄、女子带下清稀及肾阴虚的形体消瘦、腰膝酸软、遗精等症，如张仲景《金匮要略》中所载的补肾名方肾气丸、钱乙的《小儿药证直诀》中六味地黄丸中均含山药。

山药归肺、脾、肾三经，既补脾肺肾之气，又补脾肺肾之阴，常与黄芪、天花粉、知母等补气养阴生津之品一同使用，治疗消渴病气阴两虚，如张锡纯《医学衷中参西录》玉液汤。

【药理作用】

现代药理学研究证明，山药中含有丰富的皂苷、多糖、黄酮、蛋白质、多巴胺等活性成分，具有促进消化吸收、降血糖和血脂、抗炎、抗肿瘤、免疫调节、抗氧化应激、降血压等功效，对慢性肾病、糖尿病、冠心病、动脉粥样硬化等疾病具有良好的预防作用。

❧ 山 楂 ❧

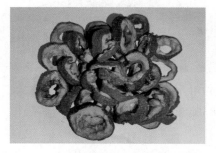

山楂为蔷薇科植物山里红或山楂及野山楂的干燥成熟果实。

山楂性微温，味酸、甘，归脾经、肝经，具有消食健胃、行气散瘀、化浊降脂的功效。若取其消食散瘀之功，可生用或炒用；若取其消食导滞之功治疗肉食积滞、泻痢不爽，则宜选用焦山楂。

山楂功善消食化积，能治各种饮食积滞，尤为消化油腻肉食积滞之要药，多用于治疗肉食积滞、胃脘胀满、腹痛泄泻等症。凡肉食积滞之脘腹胀满、嗳气吞酸、腹痛泄泻均可应用，如《简便方》即以单味山楂煎服治疗食肉不消；若为加强消食化积之功，可配伍莱菔子、神曲、炒麦芽等；若积滞脘腹胀痛，可配伍木香、青皮、枳实等理气药以行气消滞。

山楂能行气散结止痛，炒用兼能止泻止痢，主要用于治疗泻痢腹痛、疝气疼痛。山楂可单用，即单用焦山楂水煎内服，如《医钞类编》；临床亦可与木香、槟榔等同用。治疝气疼痛，山楂常与橘核、荔枝核等同用。

山楂能通行气血，有活血祛瘀之功，多用治血瘀经闭痛经、产后瘀阻腹痛、心腹刺痛、胸痹心痛等。山楂可单用，如朱丹溪即单用山楂加糖水煎服治疗产后瘀阻腹痛、恶露不尽或血滞痛经、经闭；亦可与当归、香附、红花等同用，如通瘀煎；也常与川芎、桃仁等同用治胸痹心痛。

山楂可化浊降脂，用于治疗高脂血症。现代临床单用生山楂或配伍丹参、三七、葛根等治疗高脂血症、冠心病、高血压病等，有较好效果。

【药理作用】

现代药理学研究证明，山楂内富含黄酮、有机酸、萜类、糖类、甾醇等活性成分，具有促进消化酶分泌、调节胃肠动力、降脂减重、抗动脉粥样硬化、降血压、降血糖、抗心肌缺血和再灌注损伤、抗炎、抑菌、调节免疫、抗氧化、抗心律失常等作用。

❧ 生 姜 ❧

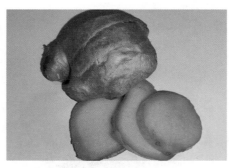

生姜为姜科植物姜的新鲜根茎。

生姜性微温，味辛，归肺经、脾经、胃经，具有解表散寒、温中止呕、化痰止咳、解鱼蟹毒的功效。

生姜辛散温通，能发汗解表，祛风散寒，常用于治疗风寒感冒，但作用较弱，可单煎或配红糖、葱白煎服，适用于风寒感冒轻证。生姜多与桂枝、羌活等辛温解表药配伍使用，作为辅助之品，以增强发汗解表之力。

生姜可以温中散寒，对于寒犯中焦或脾胃虚寒之胃脘冷痛、食少、呕吐，可收祛寒开胃、止痛止呕之效，宜与高良姜、胡椒等温里药同用，主治脾胃寒证。若治脾胃气虚，则宜与人参、白术等补脾益气药同用。此外，因其味辛性温，故亦能温胃散寒，和中降逆，其止呕功良，素有"呕家圣药"之称，随证配伍可治疗多种呕吐。因其为温胃之品，故对胃寒呕吐最为适合，可配伍高良姜、白豆蔻等温胃止呕药；治疗痰饮呕吐，常配伍半夏，如《金匮要略》中所记载的小半夏汤；若治胃热呕吐，可配黄连、竹茹、枇杷叶等清胃止呕药。某些止呕药用姜汁制能增强止呕作用，如姜半夏、姜竹茹等。

生姜辛温可行可散，能温肺散寒、化痰止咳，多用治寒痰咳嗽。对于肺寒咳嗽，不论有无外感风寒，或痰多痰少，皆可选用。每与麻黄、杏仁同用，治疗风寒客肺、痰多咳嗽、恶寒头痛，如三拗汤。外无表邪而咳嗽痰多色白者，常与陈皮、半夏等药伍用，如二陈汤。

生姜还能够解鱼蟹毒及缓解半夏、天南星的毒性，故对鱼蟹等食物中毒，以及生半夏、生南星等药物之毒，均有一定的解毒作用。

【药理作用】

现代药理学研究证明，生姜中富含挥发油、姜辣素和二苯基庚烷类等活性成分，具有抗炎、镇痛、止呕、抗癌、调节免疫、抗氧化、抗凝血、调节糖代谢、调节脂代谢等作用。

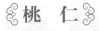

桃 仁

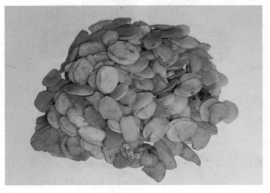

桃仁为蔷薇科植物桃或山桃的干燥成熟种子。

桃仁性平，味苦、甘，归心经、肝经、大肠经，具有活血祛瘀、润肠通便、止咳平喘的功效。

桃仁可活血祛瘀，善泄血滞，祛瘀力强，为治疗多种瘀血阻滞病症的要药。桃仁常配伍红花、当归、川芎等药，治疗瘀血经闭、痛经，如桃红四物汤；常配伍炮姜、川芎等药，治疗产后瘀滞腹痛，如生化汤；配伍桂枝、丹皮、赤芍等药，治疗瘀血蓄积之癥瘕痞块，如《金匮要略》桂枝茯苓丸；配伍大黄、芒硝、桂枝等药，以治下焦蓄血证，如《伤寒论》经方桃核承气汤；配伍当归、红花、大黄等，治跌打损伤、瘀肿疼痛，如复元活血汤。

桃仁既能活血祛瘀以消痈，又能润肠通便以泄瘀，为治疗肺痈、肠痈的常用药。桃仁常配伍苇茎、冬瓜仁等，治疗肺痈，如《备急千金要方》苇茎汤；配伍大黄、牡丹皮等，治疗肠痈，如《金匮要略》大黄牡丹汤。此外，桃仁富含油脂，能润肠通便，可治肠燥便秘，现代临床用于治疗阴亏津枯肠燥之便秘，也治跌打损伤后瘀热内积所引起便秘，以及病后、伤后卧床活动少而致肠管蠕动减慢所引起的便秘。

桃仁味苦降泄，可以降泄肺气，止咳平喘，治疗咳嗽气喘，既可单用煮粥食用，又常与苦杏仁一同配伍使用，具有良效。

【药理作用】

现代药理学研究证明，桃仁中含有挥发油、氰苷、氨基酸和蛋白质、黄酮、甾醇、芳香苷、脂肪酸、苯丙素、核苷、微量元素等多种活性成分，具有保护心脑血管、抑制动脉粥样硬化、保护神经、抗炎、抗肿瘤、保护肝肾、免疫调节、抗氧化、预防肝纤维化等作用。

乌 梅

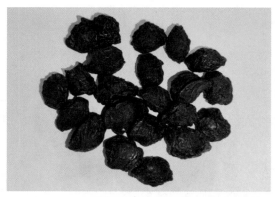

乌梅为蔷薇科植物梅的干燥近成熟果实，是常见的药食两用的药材，是制作酸梅汤的主要原材料，以个大、肉厚、色黑、柔润、味极酸者为佳。

乌梅性平，味酸、涩，归肝经、脾经、肺经、大肠经，既能敛肺涩肠、和胃生津、安蛔止呕，又有止咳、止泻、止血、止渴之功。若取其止泻、止血之功则宜炒炭用。

乌梅味酸而涩，其性收敛，入肺经能敛肺气，止咳嗽，用治肺虚久咳少痰或干咳无痰之证，可与罂粟壳、苦杏仁等一同配伍使用。

乌梅酸涩，能收能涩，入大肠经，有良好的涩肠止泻痢作用，为治疗久泻、久痢之常用药，可与罂粟壳、诃子等同用，如固肠丸。取其涩肠止痢之功，亦可用于治疗湿热泻痢，便脓血，常与清热燥湿、解毒止痢之黄连同用。

乌梅味酸性平，善于生津液，止烦渴。临床可单用乌梅煎服，或与天花粉、麦冬、人参等同用，治疗虚热消渴。

"蛔得酸则静"，乌梅极酸，具有安蛔止痛、和胃止呕的功效，为安蛔之良药，适用于蛔虫所致腹痛、呕吐、四肢厥冷的蛔厥证，常与细辛、川椒、黄连等同用，如出自张仲景《伤寒论》中的经方乌梅丸，临床应用收效甚佳。此外，乌梅炒炭用能固崩止血，故可用于治疗崩漏不止、便血等。

【药理作用】

现代药理学研究证明，乌梅内富含有机酸、氨基酸、甾醇、黄酮、萜类、挥发油、多糖等活性成分，具有抗氧化、抗炎、抑菌、抗肿瘤、抗惊厥及镇静催眠、抗病毒、抗纤维、抗变态反应等作用。

鲜白茅根

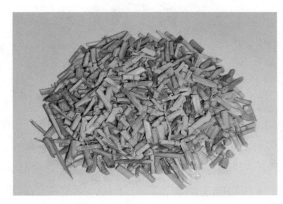

鲜白茅根为禾本科植物白茅的新鲜根茎，是常见的药食两用的药材，始载于《神农本草经》，言其"主劳伤虚羸，补中益气，除瘀血、血闭、寒热，利小便，其苗，主下水"。

鲜白茅根性寒，味甘，中空有节，归肺经、胃经、膀胱经，具有凉血止血、清热利尿的功效，若取其止血之功多炒炭用，若清热利尿则宜生用。

鲜白茅根入血分，能清血分之热而凉血止血，可用治多种血热出血，如血热咳血、吐血、衄血、尿血等，可单用，或配伍其他凉血止血药一同使用，如《妇人良方》治鼻衄出血，《千金翼方》治吐血不止，皆以茅根煎汁或鲜品捣汁服用；若治咳血，《医学衷中参西录》以鲜白茅根与藕同用，均取鲜品煮汁服；因鲜白茅根性寒，入膀胱经，能清热利尿，导热下行，故对下焦血热之尿血、血淋尤为适宜；还可单用白茅根煎服，或配伍小蓟、黄芩、血余炭等药，治疗小便出血。

鲜白茅根善清肺胃之热，降泄火逆而生津止渴，既能清胃热而止呕，又能清肺热而止咳，可与芦根、天花粉等药配伍，治疗热病烦渴；常与桑白皮、地骨皮等同用，治疗肺热咳喘；常与麦冬、竹茹、半夏等同用，治疗胃热呕吐。

鲜白茅根能清热利尿以除湿退黄、消退水肿、通淋。鲜白茅根常与茵陈、栀子等同用，治疗湿热黄疸；可单药煎服，也可与其他清热利尿药同用，治疗水肿、小便不利、热淋涩痛等。

【药理作用】

现代药理学研究证明，鲜白茅根中富含糖类、三萜、有机酸、黄酮、甾醇等活性成分，具有止血、利尿降压、免疫调节、抗氧化、抗炎、抗肿瘤、降血糖、降血脂等作用。

❧ 芦 根 ❧

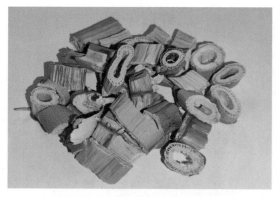

芦根为禾本科植物芦苇的根茎。芦根在药膳和药食同源食品领域应用较广泛。《名医别录》首载芦根的性味和功能主治，言其"味甘，寒。主消渴客热，止小便利"。

芦根性寒，归肺经、胃经，具有清热泻火、生津止渴、除烦、止呕、利尿的功能，可用于热病烦渴、肺热咳嗽、肺痈吐脓、胃热呕哕、热淋涩痛。

芦根既能清泻肺胃气分实热，又能生津止渴、除烦，故可用治热病伤津、烦热口渴，常与麦冬、天花粉等清热生津药同用；或以其鲜汁配麦冬汁、梨汁、荸荠汁、藕汁服，如五汁饮。本品性寒，也有清热利尿之功。

芦根善于清泻肺热，祛痰排脓，治疗肺热咳嗽，常与黄芩、浙贝母、瓜蒌等药同用；治疗风热咳嗽，常与桑叶、菊花、苦杏仁等同用，如桑菊饮；治疗肺痈咳吐脓痰腥臭，常与薏苡仁、冬瓜仁等清肺化痰、排脓之品同用，如苇茎汤。

芦根能清胃热而止呕逆，治疗胃热呕哕，可配竹茹、生姜等和胃止呕之品。

【药理作用】

现代药理学研究证明，芦根中含蛋白质、氨基酸、脂肪、有机酸、糖类、维生素、矿质元素、甾酮、天冬酰胺、薏苡素、生育酚及龙胆酸、咖啡酸、阿魏酸和香草酸等化合物。芦根具有抗氧化、抑制结石、抗肿瘤、改善脂代谢和保护肝肾等作用。

香 薷

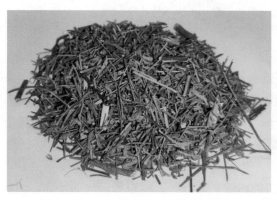

香薷为唇形科植物石香薷或江香薷的干燥地上部分，前者习称"青香薷"，后者习称"江香薷"。香薷一名始载于《名医别录》，又名香茸，《名医别录》载其"主霍乱腹痛，吐下，散水肿"。

香薷性微温，味辛，归肺经、胃经，具有发汗解表、化湿和中、利水消肿的功效，用于暑湿感冒、恶寒发热、头痛无汗、腹痛吐泻、小便不利。

香薷能发汗解表而散寒；其气芳香，入于脾胃又能化湿和中而祛暑，多用于暑天感受风寒而兼脾胃湿困，症见恶寒发热、头痛身重、无汗、脘满纳差、腹痛吐泻、苔腻者，可收外解风寒、内化湿浊之功，因该症状多见于暑天贪凉饮冷之人，故前人称"香薷乃夏月解表之药"，常配伍厚朴、扁豆，如《太平惠民和剂局方》香薷散。

本品辛散温通，外能发汗以散肌表之水湿，内能宣肺气启上源，通畅水道，以利尿退肿，多用于水肿而有表证者。治疗水肿、小便不利以及脚气水肿者，可单用或与健脾利水的白术、茯苓等药同用。

【药理作用】

香薷作为药食两用的中药，含有挥发油、黄酮、香豆素、苷类等化学成分，药用价值较高。现代药理研究表明香薷具有解热、抗病原微生物、镇静、增强免疫及抗氧化等作用。

香橼

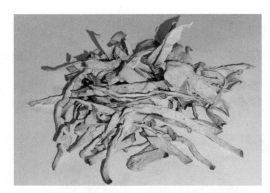

香橼为芸香科植物香橼的干燥成熟果实，首载于《名医别录》。《本草图经》中记载其"如小瓜状，皮若橙……味短而香氛"。

香橼性温，味辛、苦、酸，归肝经、脾经、肺经，具有疏肝解郁、理气宽中、燥湿化痰的功效，用于治疗肝胃气滞、胸胁胀痛、脘腹痞满、呕吐噫气、痰多咳嗽。

香橼辛能行散，苦能疏泄，入肝经，能疏肝理气而止痛，治肝郁胸胁胀痛，可与柴胡、郁金、佛手等同用；气香醒脾，辛行苦泄，入脾胃以行气宽中，可用于治脾胃气滞之脘腹胀痛、嗳气吞酸、呕恶食少，可与木香、砂仁、藿香等同用；苦燥降泄以化痰止咳，辛行入肺而理气宽胸，用治湿痰咳嗽、痰多胸闷等，可配伍生姜、半夏、茯苓等。

【药理作用】

香橼为中国传统的理气中药，其应用广泛、疗效确切，成分主要包括挥发油、黄酮、香豆素、生物碱和萜类。香橼在抗氧化、抗炎、抗过敏、抗菌、抗肿瘤等方面具有良好的药理活性。

小茴香

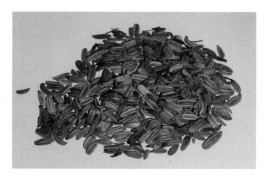

小茴香为伞形科植物茴香的干燥成熟果实，既是一种香辛料，又是一种重要的传

统中药。

小茴香性温，味辛，归肝经、肾经、脾经、胃经，具有散寒止痛、理气和胃的功效，用于治疗寒疝腹痛、睾丸偏坠、痛经、少腹冷痛、脘腹胀痛、食少吐泻。

小茴香能温肾暖肝，散寒止痛。治疗寒疝腹痛，常与乌药、青皮、高良姜等配伍，如《医学发明》天台乌药散，亦可用本品炒热，布裹温熨腹部；治疗肝气郁滞、睾丸偏坠胀痛，可与橘核、山楂等同用；治疗肝经受寒之少腹冷痛，或冲任虚寒之痛经，可与当归、川芎、肉桂等同用。

小茴香温中散寒止痛，并善理脾胃之气而开胃、止呕。《本草汇言》称其为"温中快气之药也"。治疗胃寒气滞之脘腹胀痛，小茴香可与高良姜、香附、乌药等同用；治脾胃虚寒、脘腹胀痛、呕吐食少，小茴香可与白术、陈皮、生姜等同用。

【药理作用】

目前对小茴香化学成分和药理作用的研究也较为丰富，其主要含有挥发油、黄酮、酚类、脂肪酸等成分，对人体内脏系统、中枢神经系统、心血管系统、内分泌系统、免疫系统及化学治疗（简称化疗）方面均具有一定的作用，包括调节胃肠功能、镇痛、抗炎、抗肝肾毒性、降血脂、降血糖、抗氧化、抗菌、抗病毒、抗肿瘤等作用。

薤 白

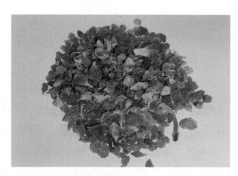

薤白为百合科植物小根蒜或薤的干燥鳞茎。

薤白性温，味辛、苦，归肺经、胃经、大肠经，功善通阳散结、行气导滞，用于胸痹疼痛、痰饮咳喘、泻痢后重。

薤白辛散温通，善于散阴寒之凝滞、通胸阳之闭结，为治胸痹要药，治寒痰阻滞、胸阳不振所致胸痹，可与瓜蒌、半夏、枳实等配伍，如瓜蒌薤白白酒汤、瓜蒌薤白半夏汤、枳实薤白桂枝汤；治痰凝血瘀之胸痹，则可与丹参、川芎、瓜蒌等配伍。

薤白有行气消滞、消胀止痛之功，治胃寒气滞之脘腹痞满胀痛，可与高良姜、砂仁、木香等同用；治胃肠气滞、泻痢、里急后重，可单用本品或与木香、枳实等配伍。

【药理作用】

现代研究表明，薤白主要含有甾体皂苷、挥发油、含氮化合物、多糖、脂肪酸等多种生物活性成分，具有较好的降血脂、平喘、抗肿瘤、防止动脉粥状硬化等药理作用，临床上被广泛应用于心脑血管系统疾病、呼吸系统疾病和消化系统疾病的治疗，具有研究开发价值。

杏 仁

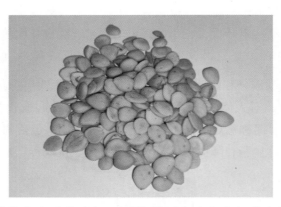

杏仁为蔷薇科植物山杏（苦杏）、西伯利亚杏（山杏）或杏的干燥成熟种子，为临床常用的中药之一，始载于《神农本草经》。

杏仁性温，味苦，有小毒，归肺经、大肠经，具有降气、止咳、平喘、润肠通便的功效，主治咳喘、痰多、肠燥便秘。

杏仁具有苦降之性，长于降泄上逆之肺气，又兼宣发壅闭之肺气，以降为主，降中兼宣，为治咳喘要药。凡咳嗽喘满，无论新久、寒热，皆可配伍用之。治疗风寒咳喘、鼻塞胸闷，杏仁常与麻黄、甘草同用，如三拗汤；治疗风热咳嗽、发热口干，杏仁常与桑叶、菊花、薄荷等同用，如桑菊饮；治疗外感凉燥、恶寒、咳嗽痰稀，杏仁常与苏叶、半夏、桔梗等同用，如杏苏散；治疗邪热壅肺、发热喘咳，杏仁常与石膏、麻黄、甘草同用，如麻杏石甘汤；治疗燥热咳嗽，干咳无痰或少痰，病情较轻，杏仁常与桑叶、浙贝母、沙参等同用，如桑杏汤；治疗病情较重，身热甚，咳逆而喘，杏仁常与桑叶、石膏、麦冬等同用，如清燥救肺汤。

杏仁质润，能润肠通便、治疗津枯肠燥便秘，常与柏子仁、郁李仁、桃仁等同用，如五仁丸，治疗血虚便秘，常与当归、生地黄、桃仁等同用，以补血养阴，润肠通便，如润肠丸。

此外，取杏仁宣发疏通肺气之功治疗湿温初起及暑温夹湿之湿重于热，常配伍白蔻仁、薏苡仁等药，共奏宣上、畅中、渗下之效，如三仁汤。

【药理作用】

杏仁化学成分及活性物质丰富，主要有氰苷、脂肪酸、挥发油、氨基酸、黄酮及矿质元素，主要有镇咳平喘、润肠通便、抗炎、镇痛、抗肿瘤、抗氧化、抗纤维化、杀虫、降血脂、降血糖的药理作用，对免疫系统疾病、心脑血管系统疾病、消化系统疾病均有不同程度的治疗作用，所以杏仁是一种具有广阔研究前景和应用价值的药食同源的中药。

益智仁

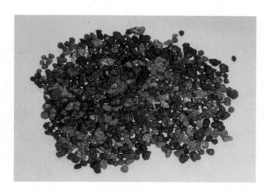

益智仁来源于姜科山姜属植物益智的干燥成熟果实，始载于《本草拾遗》。益智仁的功效和药理作用广泛，且毒性小，属于药食同源品种。

益智仁性温，味辛，归脾经、肾经，功善温脾止泻摄涎、暖肾缩尿固精，主脾胃虚寒、呕吐、泄泻、腹中冷痛、口多唾涎、肾虚遗尿、尿频、遗精、白浊。

益智仁补益之中兼有收涩之性，治疗梦遗滑精，常与乌药、山药等同用，如三仙丸；治疗下焦虚寒、小便频数，益智仁、乌药等分为末，山药糊丸，如缩泉丸。

益智仁归脾肾两经，脾主运化，在液为涎，肾主闭藏，在液为唾，若脾肾阳虚，统摄无权，则口多唾涎。益智仁能暖肾温脾，开胃摄唾，治疗脾胃虚寒、脘腹冷痛、呕吐泄利，常与干姜、吴茱萸、小茴香等同用；治疗中气虚寒、食少、多涎唾，可单用益智仁含服，或与理中丸、六君子汤等同用。

【药理作用】

益智仁中分离得到的化合物主要有倍半萜、单萜、二萜、二苯基庚烷类、黄酮、简单芳香族化合物及脂肪族化合物。益智仁具有缩尿、改善认知能力、抗菌、抗肿瘤、改善糖尿病症状等药理作用。

薏苡仁

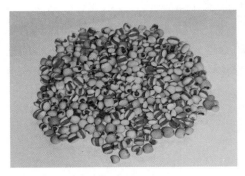

薏苡仁为禾本科植物薏苡的干燥成熟种仁。

薏苡仁性凉，味甘、淡，归脾经、胃经、肺经，功善利水渗湿、健脾止泻、除痹、排脓、解毒散结。

薏苡仁淡渗甘补，既能利水消肿，又能健脾补中，治疗脾虚湿盛之水肿腹胀、小便不利，薏苡仁可与茯苓、白术、黄芪等药同用；治疗水肿喘急，《集验独行方》以薏苡仁与郁李仁汁煮饭服食；治疗脚气水肿，薏苡仁可与防己、木瓜、苍术同用。

薏苡仁渗除脾湿，健脾止泻，尤宜治脾虚湿盛之泄泻，常与人参、茯苓、白术等合用，如参苓白术散。

薏苡仁渗湿除痹，能舒筋脉，缓和拘挛，治疗湿痹而筋脉挛急疼痛，可与独活、防风、苍术等同用；治疗湿热痿证，两足麻木、痿软肿痛，常与黄柏、苍术、牛膝同用，如四妙丸。

薏苡仁药性偏凉，能清热而利湿，治疗湿温初起或暑湿邪在气分、头痛恶寒、胸闷身重，常配伍苦杏仁、白蔻仁、滑石等药，如三仁汤。

薏苡仁清肺肠之热，排脓消痈，治疗肺痈胸痛、咳吐脓痰，常与苇茎、冬瓜仁、桃仁等同用，如苇茎汤；治肠痈，可与附子、败酱草、牡丹皮合用，如薏苡附子败酱散。

此外，薏苡仁能解毒散结，临床可用于赘疣、癌肿。

【药理作用】

薏苡仁主要含有不饱和脂肪酸、酯类、黄酮、糖类及甾醇等。现代药理学研究结果表明，薏苡仁具有抗肿瘤、提高机体免疫力、降血糖、抗炎、镇痛、调节血脂代谢等多重药理作用。

余甘子

余甘子为大戟科油柑属植物余甘子的干燥成熟果实。

余甘子性凉，味甘、酸、涩，归肺经、胃经，功善清热凉血、消食健胃、生津止咳，用于治疗血热血瘀、消化不良、腹胀、咳嗽、喉痛、口干等。

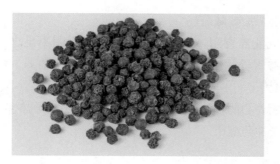

余甘子有消食、止泻、健胃的作用。余甘子为多个民族的传统用药，在藏药中应用最为广泛，藏医经典方剂中大多均含有余甘子。藏医认为余甘子具有清血平逆、消积健脾、生津止咳的功效，在传统藏医药临床实践中主要用于治疗血证、培根病、赤巴病、高血压、消化不良、腹胀、咳嗽、关节不利等消化系统、血液循环系统、呼吸系统和关节骨骼的相关疾病。

【药理作用】

余甘子为重要的药食兼用品种，其化学成分主要包括鞣质、酚酸、黄酮、萜类、甾醇、维生素、挥发油，具有抗氧化、抗肿瘤、抗炎、抗菌、降血压、降血糖、降血脂、保肝、免疫调节等作用。

玉 竹

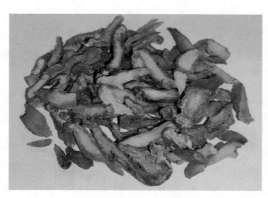

玉竹为百合科植物玉竹的干燥根茎，最早以"女萎"之名收载于《神农本草经》，《名医别录》则以"萎蕤"之名收载。

玉竹性微寒，味甘，归肺经、胃经，具有养阴润燥、生津止渴的功效。

玉竹甘润寒清，无滋腻之性，能养肺阴，略可清肺热，适用干燥邪伤肺、肺阴不足及阴虚外感之证。治疗肺阴虚有热之干咳少痰、咳血、声音嘶哑等，玉竹常与沙参、麦冬、桑叶等配伍，如《温病条辨》记载的沙参麦冬汤；治疗虚火上炎之咳血、咽干、失音，玉竹可配伍麦冬、生地黄、川贝母等养阴清热之品；治疗阴虚外感之咳嗽、咽痛等，玉竹与薄荷、淡豆豉等疏散风热之品同用，可使发汗而不伤阴，滋阴而不留邪，如《重订通俗伤寒论》加减葳蕤汤。

玉竹归胃经，既能养胃阴，又能清胃热，治疗胃阴不足之咽干口渴、食欲减退，常与麦冬、沙参等益胃养阴之药配伍；治疗胃热津伤之消渴，可与石膏、知母、天花粉等清胃生津之药配伍。

此外，玉竹还能养心阴、清心热，可用于热伤心阴之烦热多汗、惊悸，可与麦冬、酸枣仁等清热养阴安神药配伍。

【药理作用】

玉竹的化学成分有多糖、甾醇、皂苷、黄酮和少量挥发油、生物碱及氨基酸。现代药理学研究表明，玉竹具有降血糖、抗肿瘤、抗氧化、免疫调节、抑菌等作用。

郁李仁

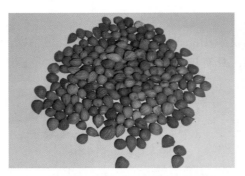

郁李仁为蔷薇科植物欧李、郁李或长柄扁桃的干燥成熟种子，是我国传统中药材，药用历史悠久，始载于《神农本草经》，谓其"主大腹水肿，面目四肢浮肿，利小便水道"。

郁李仁性平，味辛、苦、甘，归脾经、大肠经、小肠经，具有润肠通便、下气利水的功效，可捣碎入药。

郁李仁质润多脂，有润肠通便的作用，可兼行大肠气滞，治疗气滞腹胀、肠燥便秘，与柏子仁、杏仁等配伍，以降气润肠通便，如《世医得效方》五仁丸；治疗产后肠胃燥热便秘，可配伍当归、芒硝、生地黄等，以滋阴润肠，如《圣济总录》郁李仁饮。

郁李仁能利水消肿，治疗水肿胀满、小便不利，可与桑白皮、赤小豆、陈皮等配伍，以行气利水消肿，如《圣济总录》郁李仁汤；治疗脚气肿痛，可与木瓜、蚕沙等药配伍。

【药理作用】

郁李仁含有的化学成分主要包括黄酮、脂肪酸、氨基酸、苷类及矿质元素等，现代药理学研究表明，郁李仁具有促进肠蠕动、止咳平喘、抗炎、镇痛、降血糖、抗氧化等作用。

枣（大枣、酸枣、黑枣）

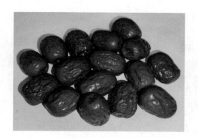

大枣为鼠李科植物枣的干燥成熟果实；酸枣为鼠李科植物酸枣的干燥成熟果实；黑枣，又名君迁子，为柿科柿属植物黑枣的干燥成熟果实。

大枣性温，味甘，归脾经、胃经、心经，有补中益气、养血安神的功效；酸枣味酸、甘，性平，《中华本草》记载其功效为"止血止泻"；黑枣味甘、涩，性平，《证类本草》描述其"主止渴，去烦热，令人润泽"。

大枣能补脾益气，适用于脾气虚弱之形体消瘦、倦怠乏力、食少便溏等症，可与黄芪、党参、白术等健脾益气药配伍。大枣能养心血，安心神，治疗心阴不足，肝气失和之妇人脏躁、精神恍惚、无故悲伤欲哭、心中烦乱、不能自主、睡眠不安，常与小麦、甘草等同用，如《金匮要略》甘麦大枣汤；治疗血虚面色萎黄、心悸失眠，多与熟地黄、当归、酸枣仁等药配伍。

酸枣味酸收敛，有养心安神、止泻之功；黑枣易导致胃结石的形成，注意不可过食。

此外，大枣与葶苈子、甘遂、大戟、芫花等药性峻烈或有毒的药物同用，有保护胃气、缓和其毒烈药性之效，如《金匮要略》葶苈大枣泻肺汤用大枣以防葶苈子泻肺太过而伤肺气，《伤寒论》十枣汤用大枣以缓和甘遂、大戟、芫花的烈性与毒性。

【药理作用】

大枣、酸枣和黑枣是传统的药食同源食品，营养丰富。现代药理学研究表明，大枣、酸枣、黑枣含有丰富的多糖、多酚、黄酮、皂苷等生物活性物质，具有抗氧化、免疫调节、调节肠道菌群、抑菌等功效。

栀 子

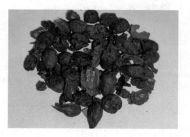

栀子为茜草科植物栀子的干燥成熟果实。栀子始载于《神农本草经》，载其"味

苦、寒。主五内邪气，胃中热气，面赤"。

栀子性寒，味苦，归心经、肺经、三焦经，有泻火除烦、清热利湿、凉血解毒的功效。

栀子苦寒清泄，善清心泻火而除烦，为热病心烦、躁扰不宁之要药，治外感热病、发热烦闷，每与淡豆豉同用，如《伤寒论》栀子豉汤，可宣泄热邪、解郁除烦；治热病火毒炽盛、高热烦躁、神昏谵语，常与黄芩、黄连、黄柏等配伍，如《外台秘要》引《崔氏方》所载的黄连解毒汤。

栀子苦能燥湿，寒能清热，善清利下焦肝胆湿热而退黄疸，治湿热郁蒸肝胆之黄疸、小便短赤，常配伍茵陈、大黄等药，以利湿退黄，如《伤寒论》茵陈蒿汤。

栀子苦寒降泄，清利三焦，善清下焦湿热而利小便，治湿热下注之热淋涩痛或血淋，常与木通、车前子、滑石等药配伍，如《太平惠民和剂局方》八正散。

栀子性寒，入血分，能清热凉血止血，治血热妄行之吐血、衄血、尿血等，如《十药神书》十灰散，栀子与白茅根、生地黄、侧柏叶等药配伍，以增强凉血止血之效。

栀子清热泻火，有凉血解毒之功，治三焦热盛所致之火毒疮疡、目赤肿痛，常与金银花、黄连、大黄等药配伍，以清热解毒、消肿止痛，如栀子金花丸。

栀子外用能消肿止痛，用生栀子粉以黄酒调糊外敷，治跌打损伤扭挫之肿痛。

【药理作用】

栀子含藏红花色素、环烯醚萜、单萜、三萜、有机酸酯、黄酮等成分，现代药理学研究表明，栀子在抗炎、保肝、利胆、保护心血管系统、抗肿瘤等方面皆具有一定的作用。

❀枳椇子❀

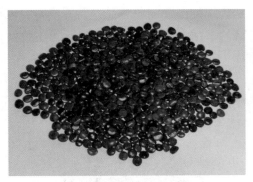

枳椇子为鼠李科植物北枳椇、枳椇或毛果枳椇的干燥成熟种子，是一种药食两用的传统中药，又称拐枣子、鸡爪子等，始载于《新修本草》，载"其树径尺，木名白石，叶如桑柘。其子作房，似珊瑚，核在其端，人皆食之"。

枳椇子性平，味甘，归胃经，具有利水消肿、解酒毒的功效。

枳椇子能通利水道而消除水肿，用于治疗水湿停蓄所致的水肿、小便不利，可与茯苓、猪苓、泽泻等同用。

枳椇子善解酒毒，清胸膈之热，用于治疗醉酒、烦热口渴，《世医得效方》将其与麝香为末，面糊为丸，盐汤送服；用于治疗饮酒过度，成痨吐血，可与白茅根、白及、甘蔗等配伍。

【药理作用】

枳椇子化学成分丰富，主要包括黄酮、三萜皂苷、生物碱等化合物，具有解酒保肝、抗氧化、降血脂、降血糖等功效。

紫 苏

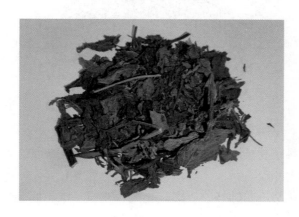

紫苏为唇形科植物紫苏的干燥叶（或带嫩枝），是传统的药食同源植物，最早记载于《尔雅》中，言其"取研汁煮粥，良，长服令人体自身香"，入药最早载于《本草经集注》。

紫苏性温，味辛，归肺经、脾经，有解表散寒、行气和胃的功效。

紫苏辛散发表，性温散寒，发汗解表散寒之力较为温和。风寒表证轻证可单用，若重症须与其他解表散寒药同用。其外能解表散寒，内能行气和胃，略兼有化痰止咳之功，善治风寒表证兼有气滞、胸闷、恶心、呕吐者，多与香附、陈皮等理气药配伍，如《太平惠民和剂局方》香苏散；治兼有咳喘痰多者，常与杏仁、桔梗等化痰止咳药同用，如《温病条辨》杏苏散。

紫苏味辛能行，入脾经、胃经，能行气宽中除胀，和胃止呕，兼有理气安胎功效，可治中焦气机郁滞之胸脘胀满、恶心呕吐，偏寒者，与砂仁、丁香等温中止呕药同用；偏热者，与黄连、芦根等清胃止呕药同用；若胎气上逆、胸闷呕吐、胎动不安者，多与砂仁、陈皮等理气安胎药同用；治七情郁结、痰凝气滞之梅核气证，常与半夏、厚朴、茯苓等理气化痰散结药同用，如《金匮要略》半夏厚朴汤。

此外，紫苏有解鱼蟹毒之功，治疗鱼蟹中毒、腹痛吐泻，可单用或配生姜、藿香等药煎服。

【药理作用】

紫苏叶中含有多种活性成分，目前已报道的化学成分有挥发油、黄酮、酚酸、花色苷、三萜等，主要有抗炎、抗氧化、抑菌、降血糖、降血脂等作用。

紫苏子

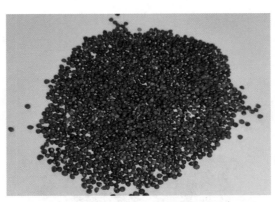

紫苏子为唇形科植物紫苏的干燥成熟果实，入药始载于《名医别录》，言其"味辛，温，主下气，除寒温"。

紫苏子性温，味辛，归肺经，有降气化痰、止咳平喘、润肠通便的功效。其生品善于润燥滑肠，而炒后善于温肺降气，药效作用增强。

紫苏子辛温润降，入肺经，长于降肺气、化痰涎、气降痰消则咳喘自平，故无论外感、内伤所致的痰壅气逆咳喘，均可应用，为治痰壅咳喘之要药。治痰多喘逆，胸闷食少，紫苏子配芥子、莱菔子，如《韩氏医通》三子养亲汤，可化痰降气消食；治上盛下虚之久咳痰喘，紫苏子配肉桂、当归、厚朴等温肾化痰下气之品，如《太平惠民和剂局方》苏子降气汤；治风寒外束、痰热内蕴之咳喘哮鸣，紫苏子配麻黄、杏仁、桑白皮等宣降肺气、清热化痰药，如《摄生众妙方》定喘汤。

紫苏子富含油脂，能润燥滑肠，且降泄肺气以助大肠传导，为治肠燥便秘之佳品，常配杏仁、火麻仁、瓜蒌仁等润肠通便之品。

【药理作用】

紫苏子富含脂肪酸、蛋白质、黄酮、多酚、矿质元素、固醇等多种活性成分，脂肪酸和蛋白质含量最为丰富，具有止咳平喘、降血糖、降血脂、抗氧化、抗肿瘤、抗疲劳等功效。

玫瑰花（重瓣红玫瑰）

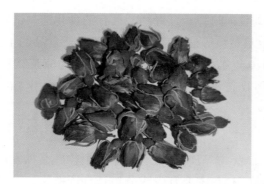

玫瑰花为蔷薇科植物玫瑰的干燥花蕾。玫瑰花食药兼优，始载于明代的《食物本草》，言其"主利肺脾，益肝胆……食之芳香甘美，令人神爽"。

玫瑰花性温，味甘、微苦，归肝经、脾经，有行气解郁、和血、止痛的功效。

玫瑰花芳香行气，既能疏肝，又能宽中和胃，治疗肝胃不和之胸胁脘腹胀痛、呕恶食少，可与香附、佛手、砂仁等配伍。

玫瑰花善于疏肝行气止痛，治疗肝郁气滞之月经不调、经前乳房胀痛，可与当归、川芎、白芍等配伍。

玫瑰花味苦疏泄，性温通行，有活血止痛之功。治疗跌打损伤、瘀肿疼痛，可与当归、川芎、赤芍等配伍。

【药理作用】

玫瑰花含有挥发油、黄酮、多糖、酚酸等多种化合物，可发挥抑菌、抗氧化、抗抑郁、抗肿瘤、降血糖和降血脂等药理作用，极具药用与食用价值。

布渣叶（破布叶）

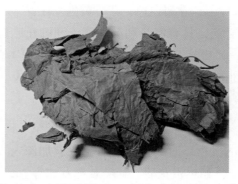

布渣叶为椴树科植物破布叶的干燥叶。布渣叶作为岭南常用草药，最早见于清代何克谏所著的岭南本草书籍《生草药性备要》，书中把布渣叶称为"破布叶"，该书载

其"味酸，性平，无毒，解一切蛊胀，清黄气，消热毒"。《本草纲目拾遗》云："破布叶出阳江阳春恩平，状如掌而绿，岭南舟人多用，香烟毒水迷客煎汤服之立解。"

布渣叶性凉，味微酸，归脾经、胃经，具有消食化滞、清热利湿之效，可用于饮食积滞、感冒发热、湿热黄疸等症，是多种凉茶类保健食品的主要原料。

我国原卫生部2010年第3号公告允许布渣叶作为凉茶饮料原料使用。2010年版《中国药典》开始重新收载布渣叶，将它正式纳入中药法定标准范畴。布渣叶越来越引起药学研究者的重视。

【药理作用】

现代药理学研究发现，布渣叶中含有黄酮、生物碱、挥发油、有机酸、鞣质、酚类等有效成分，其中黄酮是其主要有效成分，具有调血脂、促进消化、解热、退黄、抗炎等功效，黄酮还可以改善糖脂代谢、保护肝肾组织、治疗心血管疾病，并且具有抗氧化和延缓衰老的作用。

❧ 鸡蛋花 ❧

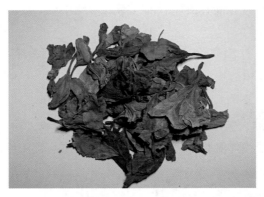

鸡蛋花，又名缅栀子、蛋黄花、擂捶花，是夹竹桃科植物鸡蛋花的干燥花朵。《岭南采药录》载其"木叶长卵形，花瓣白色，花心黄色，甚香"。

鸡蛋花性凉，味甘、淡，具有清热利湿止痢、润肺止咳解毒之功效，临床上可用于湿热下痢、里急后重、肺热咳嗽等症，疗效确切。《广西本草选编》言其味甘气香，性凉。清热利湿，化痰止咳。治痢疾、肠炎、急性支气管炎。鸡蛋花是岭南地区习用草药，也是广东凉茶中的主要原料药材之一。

【药理作用】

近年来，随着医药的发展，对鸡蛋花的研究也愈加深入。现代药理学研究发现鸡蛋花中含有很多化学成分，如鸡蛋花酸、苷类及挥发油等。

人　参

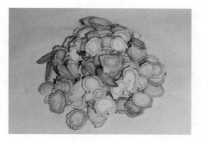

人参为五加科植物人参的干燥根和根茎。《神农本草经》记载人参："味甘，微寒。主补五脏，安精神，定魂魄，止惊悸，除邪气，明目，开心，益智，久服轻身、延年"。人参属于传统名贵中药，久服不伤，具有延年不老、大补元气之功。

人参性微温，味甘、微苦，归脾经、肺经、心经、肾经。《本草纲目》记载人参能治男女一切虚证，自汗眩晕、头痛反胃、郁证、滑泻久痢、小便频数、淋漓劳倦、内伤中风、中暑痿躄、吐血、嗽血、下血、血淋、血崩、胎前产后诸病。人参的主要功效是补虚、大补元气，主要用于五脏气虚证，主治体虚肢冷、惊悸失眠、心力衰竭等。同时人参还可以调荣养卫、复脉固脱、安神益智等。临床用药时，人参多配伍利水渗湿、补血、补气、温里为主的药，在虚证治疗中应用较广。有研究显示，人参与茯苓、山药等配伍在抗衰增寿、补益五脏真气方面发挥着重要作用，对五脏虚损疾病具有良好的疗效。

【药理作用】

人参的主要活性成分包括人参皂苷、人参多糖、挥发油、蛋白质、氨基酸、有机酸、黄酮、维生素及微量元素等，其中人参皂苷是人参中重要的生理活性成分，其属于固醇类化合物。人参多糖在人参中含量大约为5%，淀粉含量占总人参多糖的80%。现代药理学研究表明，人参具有兴奋神经中枢、抗肿瘤、保护心脑血管、提高免疫力、延缓衰老、降血脂及抗疲劳等药理作用。

当　归

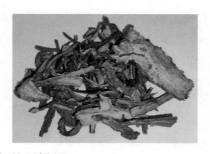

当归为伞形科植物当归的干燥根。

当归性温，味甘、辛，归肝经、心经、脾经，具有补血活血、调经止痛、润肠通便等作用。当归作为"用药分根梢"理论的代表药材，其生用可分为全当归、归头、归身、归尾四个不同的药用部位，并根据不同部位入药，《雷公炮炙论》中记载，欲破血即使头一节硬实处；若欲止痛，止血，则用尾。《本草纲目》中引做："头，止血而上行；身，养血而中守；梢，破血而下流；全，活血而不走。"酒炙当归可增强其活血通经、祛瘀止痛之效，是当归最常用的炮制方式，临床用于经闭痛经、风湿痛、跌打损伤、瘀血肿痛等证型。

【药理作用】

现代药理学研究发现，当归的主要化学成分包括挥发油、有机酸、多糖以及香豆素等，其中挥发油和多糖是其主要的活性物质。当归具有促进造血、抗炎、镇痛、抗氧化、保护心脑血管、抗肿瘤、保肝护肾等广泛的药理作用。

⟨⟨ 山　奈 ⟩⟩

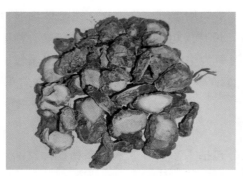

山奈为姜科植物山奈的根茎，别名叫作砂姜、山辣，古称三赖，始载于《本草品汇精要》，分布于福建、台湾、广东、海南、广西、云南等地。

山奈性温，味辛，归胃经，具有温中、消食、止痛之效，可用于治疗心腹冷痛、停食不化、跌打损伤、牙痛等症。《本草纲目》言其暖中，辟瘴疠恶气，治心腹冷气痛，寒湿霍乱。《本草汇言》言其治停食不化，一切寒中诸证。

【药理作用】

山奈的主要化学成分有挥发油、黄酮、香豆素、蛋白质、淀粉及黏液质等，其中研究较多的成分有山奈酚、砂姜多糖、对甲氧基肉桂酸乙酯等。现代药理学研究发现，山奈具有抗肿瘤、抗氧化、抑菌、杀虫等广泛的药理作用。

草 果

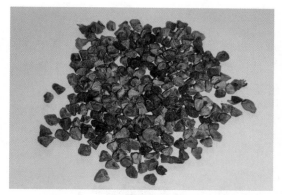

草果为姜科植物草果的干燥成熟果实，别名草果仁、草果子，全株均有辛香气味。

草果性温，味辛，归脾经、胃经，具有燥湿温中、截疟除痰之效。草果作为药食两用中药材品种之一，常用于寒湿内阻、痞满呕吐、疟疾寒热、瘟疫发热等症，广泛用于治疗痔疮、咽喉感染、消化系统疾病以及恶心和腹痛等。

【药理作用】

草果化学成分多样，包括挥发油、酚类、黄酮、二苯基庚烷类、双环壬烷等化学成分，其中以挥发油、酚类为主要的活性成分。现代药理学研究表明，草果具有抗癫痫、调节胃肠功能、减肥降脂、降血糖、抗氧化、抗肿瘤、抗菌和抗炎、镇痛等药理作用。

姜 黄

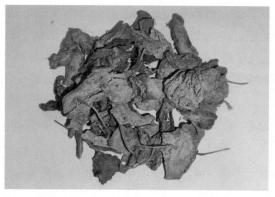

姜黄为姜科植物姜黄的干燥根茎。

姜黄性温，味辛、苦。《新修本草》言其："主心腹结积，疰忤，下气，破血，除风热，消痈肿。功力烈于郁金。"《本草备要》言其："理血中之气，下气破血，除风消肿，功力烈于郁金。治气胀血积，产后败血攻心，通月经，疗扑损。片子者能入手臂，治风寒湿痹。"可见姜黄具有破血行气、通经止痛之效，临床用于胸胁刺痛、胸痹心痛、痛经经闭、癥瘕、风湿肩臂疼痛、跌扑肿痛等症。

【药理作用】

姜黄的主要活性成分包括姜黄素和挥发油等成分，其中姜黄素、脱甲氧基姜黄素和双脱甲氧基姜黄素是从姜黄根茎中提取出来的一种酚类物质，具有抗炎、抗肿瘤、抗氧化、清除体内自由基、保护肝肾等作用。

荜茇

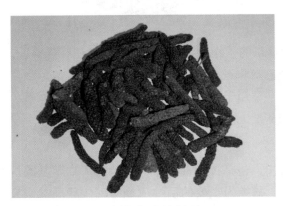

荜茇为胡椒科植物荜茇的干燥近成熟或成熟果穗。

荜茇性热，味辛，归胃经、大肠经。《景岳全书》言其"善温中下气，除胃冷，辟阴寒，疗霍乱心腹疼痛，冷痰呕逆吞酸及虚寒泻痢肠鸣。为末搐鼻，可解偏风头痛；揩齿可杀牙痛牙虫"，可见荜茇具有温中散寒、下气止痛之效，可用于脘腹冷痛、呕吐、泄泻、寒凝气滞、胸痹心痛、头痛、牙痛等症。

荜茇效腻、锐、轻、燥，可调理胃火、滋补强壮、平喘、祛痰、止痛。荜茇可与石榴、肉桂、豆蔻等配用，主治胃火衰败、不思饮食、消化不良等寒性疾病；荜茇可制成九味石膏散，用于治疗恶心、气喘、气管炎、肺痨；荜茇可与肉桂、红盐等配伍，用于治疗胃火衰败之腹泻，如制成五味肉桂汤用；荜茇与石榴配伍再用蔗糖调丸服用，可用于治疗消化不良、胃火衰弱之呕吐。荜茇与草乌、诃子等配伍，可用于治疗腰酸痛、关节痛；荜茇与豆蔻、白苣子等配伍，可用于治疗失眠，如制成三味豆蔻汤用。

【药理作用】

现代药理研究表明，荜茇主要化学成分包括生物碱和挥发油，同时含有少量黄酮、有机酸、萜类和甾体、氨基酸以及微量元素等。荜茇具有调血脂、抗肿瘤、抗炎、抗氧化、保护胃黏膜、抗菌、抗抑郁、保护心血管和保肝等作用。

党 参

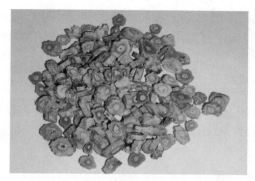

党参为桔梗科植物党参、素花党参或川党参的干燥根。党参是中医临床中使用频率较高的中草药之一，其别名有台参、仙草根、中灵草、叶子菜、三叶菜、辽参等。

党参性平，味甘，入脾经、肺经，具有健脾益肺、养血生津之效，可用于脾肺气虚、食少倦怠、咳嗽虚喘、气血不足、面色萎黄、心悸气短、津伤口渴、内热消渴等。

党参是许多中成药的主药，有生脉饮（党参方）、复方党参片、党参口服液、党参理中丸等。在食疗方面，上党参膏出自《得配本草》，是用党参作为食疗最早的方子，由党参、沙参和桂圆肉组成，能够清肺补元，开声助筋。此外，党参茯苓粥有温中健脾功效，适合脾胃虚弱之人食用；党参百合粥有润肺止咳、补脾益气之效。

【药理作用】

党参主要含有黄酮、生物碱、糖类、皂苷、甾体等化学成分，同时还具有多种人体所需的氨基酸、多种维生素以及微量元素（铁、铜、锌、锰等）等。现代药理学研究发现，党参具有增强免疫功能、改善消化功能、抗炎、调节内分泌系统、促进造血功能、调节心血管系统和延缓衰老等的药理作用。

肉苁蓉

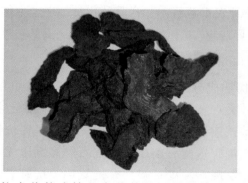

肉苁蓉为列当科植物肉苁蓉或管花肉苁蓉的干燥带鳞叶的肉质茎，因其生长在荒

漠，且有很好的药用价值，素有"沙漠人参"之称。

肉苁蓉性温，味甘、咸，归肾经、大肠经，具有补肾阳、益精血、润肠通便之效。《本草汇言》有曰"此乃平补之剂，温而不热，补而不峻，暖而不燥，滑而不泄，故有从容之名"。肉苁蓉可用于肾阳不足、精血亏虚、阳痿不孕、腰膝酸软、筋骨无力、肠燥便秘等症。

【药理作用】

现代药理学研究表明，肉苁蓉主要化学成分有苯乙醇苷类、环烯醚萜及其苷类、木脂素及其苷类、多糖等。肉苁蓉具有调节免疫、抗衰老、抗疲劳、抗骨质疏松、润肠通便等作用。

铁皮石斛

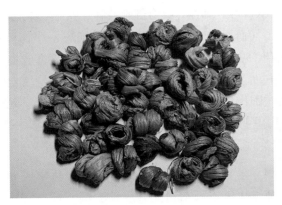

铁皮石斛为兰科植物铁皮石斛的干燥茎。铁皮石斛为我国传统名贵中药材，被冠以"救命仙草""千年润""药中黄金"等美誉。

铁皮石斛性微寒，味甘，归胃经、肾经，在《神农本草经》和《本草纲目》中均被列为上品，具有益胃生津、滋阴清热之效。临床用于热病津伤、口干烦渴、胃阴不足、食少干呕、病后虚热不退、阴虚火旺、骨蒸劳热、目暗不明、筋骨痿软等症。

铁皮石斛始载于《神农本草经》，言其"味甘，平。主伤中，除痹下气，补五脏虚劳羸瘦，强阴，久服厚肠胃"。

【药理作用】

铁皮石斛属植物化学成分类型多样，目前对于铁皮石斛已有相关研究报道的化学成分包括多糖、芪类、黄酮、生物碱、酚类、苯丙素、挥发油、氨基酸和微量元素等，其中，多糖是铁皮石斛的主要有效成分，也是评价铁皮石斛品质的重要指标之一，《中国药典》规定铁皮石斛中含铁皮石斛多糖以无水葡萄糖计，不得少于25%。现代药理学研究发现，铁皮石斛具有抗氧化及抗衰老、调节肠道菌群、调节免疫、抗肿瘤、干预代谢综合征、保肝、抗疲劳等药理作用。

西洋参

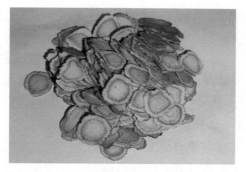

西洋参为五加科植物西洋参的干燥根。西洋参又名花旗参、美国人参。

西洋参性凉，味甘、微苦，归心经、肺经、肾经，具有补气养阴、清热生津之功效，临床用于气虚阴亏、虚热烦倦、咳喘咯血、内热消渴、口燥咽干等症。根据所治疗疾病的不同，西洋参有不同的配伍药物，如补气养阴常配伍丹参、五味子、鳖甲等；益气（补气）生津常配伍红参、生黄芪、地骨皮等；益气为主时配伍黄芪、山药等；养阴清热常配伍阿胶、生鳖甲等。

【药理作用】

现代药理学研究发现，西洋参含有多种活性物质，包括皂苷、多糖、氨基酸、甾醇、蛋白质等。西洋参具有增强免疫力、抗氧化、改善睡眠、保护心脑血管、调节肠道菌群、抑制肿瘤细胞生长等作用。

黄 芪

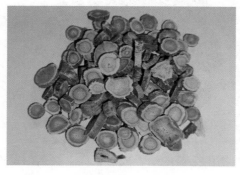

黄芪为豆科植物蒙古黄芪或膜荚黄芪的干燥根。

黄芪性微温，味甘，归肺经、脾经，具有补气升阳、固表止汗、利水消肿、生津养血、行滞通痹、托毒排脓、敛疮生肌之功效，可用于气虚乏力、食少便溏、中气下陷、久泻脱肛、便血崩漏、表虚自汗、气虚水肿、内热消渴、血虚萎黄、半身不遂、痹痛麻木、痈疽难溃、久溃不敛等症。

黄芪具有"补药之长""补气之要药""疮家圣药"的美称。黄芪不论单用还是配伍应用，均具有极好的疗效。《金匮要略》记载的黄芪建中汤是由黄芪、大枣、白芍等组成，是治气虚里寒证的基础方；《内外伤辨惑论》记载的当归补血汤是由黄芪、当归配伍组成，是补气生血的常用方；《究原方》记载的玉屏风散是由防风、白术、黄芪配伍组成，是益气固表止汗的代表方；《济生方》记载的归脾汤是由人参、黄芪、甘草、白术组成，是益气补血、健脾养心的常用方；《医林改错》中的补阳还五汤也重用生黄芪为君药，以加强补气及活血的功效。此外，黄芪口服液、黄芪颗粒、复方黄芪鼻腔喷雾等也是临床上应用较多的黄芪制剂。

在食疗养生方面，苏轼在《善脾》一诗中写道"固脾节饮水，游乐多行走。盘腿擦涌泉，闲坐观菖蒲。地黄芪门煎，酌饮蛤蜊酒。长餐茯苓面，常餐杞菊肴"，又在诗中写道"白发欹簪羞彩胜，黄耆煮粥荐春盘"，可见古人以黄芪粥养生较为常见，白居易在《斋居》中也写道"黄耆数匙粥，赤箭一瓯汤"，黄芪古时称作"黄耆"，其中"耆"有年长之意，这体现着黄芪补益、延缓人体衰老的养生功效。

【药理作用】

黄芪化学成分复杂，主要含有黄酮、皂苷、多糖和氨基酸等。其中多糖和皂苷是黄芪中重要的天然活性成分，其中黄芪多糖是黄芪中含量最多的物质。传统中药学研究认为，黄芪具有补气固表、利水消肿、托毒排脓的功效。现代药理学研究表明，黄芪具有抗肿瘤、保护心血管、抗衰老和免疫调节等药理作用。

❧ 山茱萸 ❧

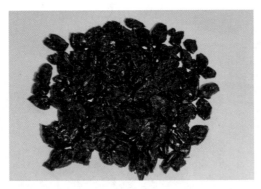

山茱萸为山茱萸科植物山茱萸的干燥成熟果肉，又名山萸肉、蜀枣、石枣、肉枣、萸肉、枣皮、药枣等，始载于《神农本草经》。

山茱萸性微温，味酸、涩，归肝经、肾经，具有补益肝肾、收涩固脱之功效，可用于眩晕耳鸣、腰膝酸痛、阳痿遗精、遗尿尿频、崩漏带下、大汗虚脱、内热消渴等症。

【药理作用】

现代药理学研究表明，山茱萸中主要包含环烯醚萜、鞣质、黄酮、三萜酸、芳香酚酸、挥发油、多糖、氨基酸和矿质元素等化学成分，具有提高免疫、抗肿瘤、抗炎、抗菌、抗氧化、抗衰老、降血糖、降血脂、保护神经和调节毛发生长等药理作用。

第二章 药食同源物质

第三章　不同体质与辨证施食

第一节　体质的含义

体质，又称禀赋、禀质、气禀、形质、气质等。体质是人体在先天遗传和后天获得的基础上所形成的功能和形态上相对稳定的固有特性。换句话说，体质是禀受于先天，受后天影响，在生长、发育过程中所形成的与自然、社会环境相适应的相对稳定的固有特征。

体质的固有特性或特征表现为人体形态结构、生理功能和心理因素等方面的个体差异性，对疾病的易感性，以及疾病传变与转归中的某种倾向性。人的体质特点或隐或现地体现于健康和疾病过程中。先天禀赋是人体体质形成的重要因素，但体质的发展与强弱在很大程度上又取决于后天因素的影响。

当需要评价一个人的体质水平时，应从以下几个方面综合考虑：

（1）身体的发育水平，包括体格、体型、营养状况和身体成分等方面。

（2）身体的功能水平，包括机体的新陈代谢和各器官、系统的功能等。

（3）身体的素质及运动能力水平，包括速度、力量、耐力、灵敏性、协调性，以及走、跑、跳、投、攀越等身体的基本活动能力。

（4）心理的发育水平，包括智力、情感、行为、感知觉、个性、性格、意志等方面。

（5）适应能力，包括对自然环境、社会环境、各种生活紧张事件的适应能力，对疾病和其他损害健康的因素的抵抗和调控能力等。

理想体质具有明显的人群与个体差异（例如种族、地域、性别、年龄、职业）。理想体质的主要标志是：

（1）身体健康，机体内部的结构和功能完整而协调。

（2）发育良好，体格健壮，体形匀称，体姿正确。

（3）心血管系统、呼吸系统与运动系统具有良好的功能。

（4）有较强的运动与劳动等身体活动能力。

（5）心理发育健全，情绪乐观，意志坚强，有较强的抗干扰、抗不良刺激的能力。

（6）对自然、社会和精神心理环境有较强的适应能力。

第二节　体质的分类

《灵枢·阴阳二十五人》将体质分为木、火、土、金、水五型，每一型又根据五音的偏正，再分五型，共二十五型；根据体型的区别，《灵枢·逆顺肥瘦》将体质分为常人、壮士、肥人、瘦人、婴儿五型；根据人体的形气阴阳刚柔之别，《灵枢·寿夭刚柔》指出"人之生也，有刚有柔，有弱有强，有短有长，有阴有阳"；根据形志之苦乐的不同，《素问·血气形志》将人分为形乐志苦、形苦志乐、形乐志乐、形苦志苦、形数惊恐五类；《灵枢·通天》又从阴阳结合神动气行方面，将人分为阴阳和平之人、重阳之人、多阴之人以及多阴有阳之人、重阳有阴之人。

明、清医家多以病理变化及临床应用为出发点，如张景岳从禀赋的阴阳、脏气的强弱盛衰、气血的虚衰、饮食的好恶等方面，将体质划分为阴脏、阳脏、平脏3种类型，并指导用药的宜忌。清代的医家章虚谷则将体质分为阴阳俱盛、阴阳两弱、阳旺阴虚、阴盛阳虚4种类型。

现在，广泛为大家所接受的体质分类为中医体质分类，分为阴虚质、阳虚质、气虚质、气郁质、血瘀质、痰湿质、湿热质、特禀质、平和质9种基本类型，本章重点介绍其中7种基本类型。

第三节　不同体质的辨证施食

一、气虚质

气虚质是指由于一身之气不足，以气息低弱、脏腑功能状态低下为主要特征的体质状态。由于一身之气不足，脏腑功能衰退，故出现气短懒言、语音低怯、精神不振、目光少神；气虚不能推动营血上荣，则出现头晕、健忘、唇色少华、舌淡红；卫气虚弱，不能固护肤表，故易出汗；脾气亏虚，则出现口淡、肌肉松软、肢体疲乏、大便不成形、便后仍觉未尽；脾虚气血不充，则出现舌胖嫩、边有齿痕；气血生化乏源，机体失养，则出现面色萎黄、毛发不泽；气虚推动无力，则出现便秘；气化无权，水津直趋膀胱，则出现小便偏多；气虚鼓动血行之力不足，则出现脉象虚缓；气虚阳弱，则出现性格内向、情绪不稳定、胆小、不喜欢冒险；气虚卫外失固，故不耐受寒邪、风邪、暑邪，易患感冒；气虚升举无力故多见内脏下垂、虚劳，或病后迁延不愈。

总体特征：元气不足，以疲乏、气短、自汗等气虚表现为主要特征。

形体特征：肌肉松软不实。

常见表现：平素语音低弱，气短懒言，容易疲乏，精神不振，易出汗，舌淡红，舌边有齿痕，脉弱。若患病则诸症加重，或伴有气短懒言、咳喘无力；或食少腹胀、大便溏泄；或脱肛、子宫脱垂；或心悸怔忡、精神疲惫；或腰膝酸软、小便频多，男子滑精早泄、女子白带清稀。

心理特征：性格内向，不喜冒险。

发病倾向：易患感冒、内脏下垂等病；病后康复缓慢。

对外界环境适应能力：不耐受风、寒、暑、湿邪。

【辨证施食】

（1）气虚质人群往往五脏皆有虚损，尤以脾、肺、肾三脏为甚，因而其饮食原则是侧重补益脾、肺、肾之气，兼顾心、肝之气。

（2）饮食以味甘、性平为主，多选用味甘、性平食物以补气，如鸽子、鹌鹑、鸡肉、粟米。

（3）辅以味辛、性温之品。辛温助阳升气，保障气机通畅，如陈皮、生姜、砂仁。

（4）食不宜过饱。气虚之人脾胃运化功能减退，不宜过饱，以七分为度。

（5）控制肥甘厚味。肥厚食物有碍消化吸收，不可过食肥厚。

（6）忌用寒凉、苦味食物。寒凉伤气，苦伤脾胃，如苦瓜、莲子心。

（7）宜食用糯米、粟米、玉米、青稞、番薯、南瓜、白扁豆、黄豆、牛肚、乌骨鸡、鹅肉、兔肉、鹌鹑、青鱼、鱿鱼、章鱼、胡萝卜、豆腐、豆浆、土豆、香蕈、草菇、平菇、蜂王浆、红糖、白木耳、白术、甘草等。

【推荐食疗方】

山药大枣炖南瓜

材料：山药 300 g，南瓜 300 g，大枣 60 g，红糖 15 g。

做法：山药、南瓜分别用水洗净。山药削去皮，切成小块。南瓜去皮和内瓤，也切成小块。大枣用水洗净，划开后去除枣核。将山药块、南瓜块、大枣及红糖放入炖盅内。加入水，用大火烧开后，改用小火炖 1 小时左右，至山药、南瓜熟烂时即可。

功效：山药具有补脾养胃、生津益肺、补肾涩精的作用，可用于脾虚食少、久泻不止、肺虚喘咳、肾虚遗精、带下、尿频、虚热消渴等症状。大枣具有补虚益气、养血安神、健脾和胃等作用，是脾胃虚弱、气血不足、倦怠无力、失眠多梦等患者良好的保健佳品。南瓜味甘可口，营养丰富，且有保护胃黏膜的作用。三物并用，补气健脾益肾。

黄芪龙眼炖鸡

材料：鸡 1 只，黄芪 15 g，龙眼肉 50 g，姜、醋、香油、食盐、水淀粉、料酒、酱油适量。

做法：将鸡处理干净后，放入沸水锅中煮至七成熟时捞出（鸡汤留用），剁成块状。姜洗净，切末。炒锅放于火上烧热，倒入植物油烧至五成热，下入姜末稍煸，放入料酒、酱油，倒入适量鸡汤。待鸡汤烧开，将鸡块、黄芪（用纱布包好）、龙眼肉等下锅，烧开，改用小火慢煨。待鸡块烧烂，勾入少许水淀粉，淋入醋、香油，放入食盐调匀即可。

功效：黄芪味甘，性微温，有补气固表、益中健脾的功效。龙眼肉味甘，性温，具有益气养血、开胃益脾的作用。鸡具有益五脏、补虚亏、健脾胃等功效。

山药汤圆

材料：生山药 50 g，白糖、胡椒面少许，水磨糯米粉 250 g。

做法：生山药蒸熟、去皮，加白糖、胡椒面少许，拌成泥馅；水磨糯米粉调水将馅包入，即成汤圆，煮熟即可。

功效：补气养心。

黄芪豌豆粥

材料：荞麦 80 g，豌豆 30 g，黄芪 10 g，冰糖 10 g。

做法：荞麦洗净，泡发；将豌豆和黄芪分别洗干净备用。把锅洗好放置于火上，倒入适量的清水，放入荞麦和豌豆煮开。再加入黄芪、冰糖同煮至浓稠状即可。

功效：豌豆具有益中气、止泻痢、调营卫、利小便、消痈肿、解乳石毒的功效。与黄芪、荞麦共用，可补气养血、提高机体的抗病能力和康复能力。

牛肉山药汤

材料：牛肉 250 g，山药 30 g，莲子 15 g，小茴香 10 g，茯苓 15 g，生姜 5 片，大枣 20 g，食盐适量。

做法：取牛肉洗净切块，山药、莲子、茯苓、生姜、大枣用清水冲洗一下，小茴香用纱布包，同牛肉与其他材料一起放入锅中，加适量水，小火炖到烂熟，放少许食盐，除生姜、小茴香之外，其他都可以食用。

功效：健脾和胃、益气调体。适合气虚质之人平日食用。

山药粳米粥

材料：山药 30 g，粳米 180 g。

做法：将山药和粳米一起入锅加清水适量煮粥，煮熟即成。此粥可在每日晚饭时食用。

功效：补中益气、益肺固肾。适合气虚质者，亦可用于肺、脾、肾偏虚者辅助调养食用。

大麦牛肉粥

材料：大麦 75 g，牛肉 50 g，胡萝卜 25 g，姜末 10 g，食盐 4 g。

做法：大麦洗净，用水浸泡 1 小时；牛肉洗净，切末；胡萝卜洗净，切丁。锅置火上，倒入适量清水烧沸，放入大麦，大火煮沸后换小火熬煮，粥将熟时加胡萝卜丁，熬煮 5 分钟后再加入牛肉末、姜末，煮至牛肉末熟透时用食盐调味即可。

功效：大麦具有益气宽中的作用；牛肉有滋养脾胃、益气补血的作用；胡萝卜有补气健脾的作用。三者一起煮食，具有健脾益胃、补益气血的功效，适合气虚质者食用。

人参茯苓二米粥

材料：小米、大米各 50 g，山药 30 g，茯苓 15 g，人参 3 g。

做法：人参、茯苓、山药均洗净，焙干，研成细粉；小米、大米分别淘洗干净，大米用水浸泡 30 分钟。锅置火上，倒入适量清水烧开，放入小米、大米，加入人参粉、茯苓粉、山药粉，用小火炖至米烂成粥即可。

功效：山药有补虚益气的作用；小米、大米有健脾和胃的作用；人参大补元气，茯苓则能补脾益胃。5 种食材共用，可益气补虚、健脾养胃，能调理气虚引起的脾胃不足、倦怠无力等各种不适。

黄芪粥

材料：黄芪 10 g，大米 100 g，白糖少许。

做法：将黄芪择净，切为薄片，用冷水浸半小时，水煎取汁，共煎两次。两份黄芪水合并，分为两份，每次取 1 份同大米煮粥，待熟时调入白糖，再煮沸即可，每日 1 剂。

功效：黄芪具有补益脾肺、大补元气作用，大米具有益胃生津作用，二者共用具有健脾益胃，益气补肺功效。

五指毛桃茯苓汤

材料：五指毛桃 30 g，茯苓 20 g，猪骨 500 g，姜 3 片，食盐适量。

做法：将猪骨焯水，五指毛桃、茯苓、姜洗净，一同放入砂锅中，大火烧开后关中小火煲 1 个小时，加食盐调味即可食用。

功效：五指毛桃性平微温，味甘，归肺经、脾经、胃经、大肠经、肝经，具有益气健脾、祛痰化湿、舒筋活络的功效。茯苓性平，味甘、淡，入脾、肾、心经，有淡渗利湿、健脾宁心的作用。两者搭配，与猪骨煲汤，共奏健脾益气祛湿之效。

二、阳虚质

阳虚质是指阳气偏衰，人体生理功能显著减退，以抗寒能力减弱为特征。主要表现为形寒肢冷、畏寒喜暖、少气懒言、面色苍白、口淡不渴、大便溏薄、小便清长、舌淡胖嫩、边有齿痕，脉象沉细无力。阳虚日久，易形成痹证、肥胖、水肿等。

总体特征：阳气不足，以畏寒怕冷、手足不温等虚寒表现为主要特征。

形体特征：肌肉松软不实。

常见表现：平素畏冷、手足不温、喜热饮食、精神不振，舌淡胖嫩，脉沉迟。

心理特征：性格多沉静、内向。

发病倾向：易患痰饮、肿胀、泄泻等病；感邪易从寒化。

对外界环境适应能力：耐夏不耐冬，易感风、寒、湿邪。

【辨证施食】

（1）阳虚质者日常食物应以温、热性食物为主，还应配合补气的食物，以助脏腑之功能，顾护脾胃，增强抗寒能力，温补阳气、温里散寒。

（2）适当佐以辛、热之品。用辛热之物散寒、通阳，如生姜、桂枝、茴香。

（3）忌用寒凉、生冷食物。寒凉、生冷食物易伤阳气，如芹菜、绿豆、冰棒、生萝卜。

【推荐食疗方】

羊肉丸子

材料：羊肉 250 g，菠菜 50 g，植物油、料酒、精盐、香油、姜末、葱段、羊肉汤适量，湿淀粉适量。

做法：将羊肉切茸，菠菜洗净横切 2 刀。炒锅上火，放植物油少许，加姜末、葱段少许煸炸一下，放羊肉汤，加精盐、料酒少许烧至六成热，将羊肉茸放入湿淀粉捏成小丸子，逐个投入锅内，让温度慢慢升高，待汤沸投入菠菜，淋香油出锅即成。

功效：温中和胃、壮肾补阳。

白鸽大枣饭

材料：大米 500 g，乳鸽 400 g，大枣 75 g，冬菇 30 g，姜 10 g，黄酒 15 mL，白糖 80 g，熟植物油适量。

做法：将乳鸽洗净斩块，以黄酒、白糖、熟植物油调汁腌渍；将大枣洗净去核；冬菇泡软切丝，与姜同放入鸽肉碗中拌匀，待米饭将熟时，将鸽肉、大枣等铺于饭面，盖严，文火蒸熟。

功效：补阳益气。

葱末羊肚菌

材料：干羊肚菌 15 g，琼脂冻 250 g，荷兰豆 50 g，姜片 5 g，葱段 10 g，细葱末 30 g，鸡精 4 g，精盐 3 g，鲜汤 200 mL，湿淀粉 20 g，化鸡油 100 g。

做法：干羊肚菌用清水泡透，去脚洗净，挤尽水分，加鲜汤蒸熟，琼脂冻雕成竹子形状，荷兰豆切成枝叶，然后插入竹上，放入条盘一端，锅置中火，化鸡油烧至五成热，放入姜片、葱段炒香，加入鲜汤浇沸，待姜、葱熬出香味后，放入羊肚菌、精盐、鸡精，烧制羊肚菌入味，放入湿淀粉勾成浓汁芡，淋入化鸡油，撒上细葱末炒匀，起锅装盘即成。

功效：补肾壮阳。

当归生姜羊肉汤

材料：当归 20 g，生姜 30 g，羊肉 500 g，料酒、食盐适量。

做法：当归、生姜冲洗干净，用清水浸软，切片备用。羊肉剔去筋膜，放入开水锅中略烫，除去血水后捞出，切片备用。将当归、生姜、羊肉放入砂锅中，加清水、料酒、食盐，旺火烧开后撇去浮沫，再改用小火炖至羊肉熟烂即成。

功效：温中补血、祛寒止痛。适合阳虚质容易出现怕冷、腰膝酸软、痛经、月经量少者食用。

韭菜炒胡桃仁

材料：胡桃仁 50 g，韭菜 200 g，麻油、食盐适量。

做法：胡桃仁开水浸泡去皮，沥干备用。韭菜择洗干净，切成寸段备用。麻油倒入炒锅，烧至七成热时加入胡桃仁，炸至焦黄，再加入韭菜、食盐，翻炒至熟。

功效：温肾助阳。适合阳虚质容易出现腰膝冷痛、阳痿者食用。

肉桂鸡肝汤

材料：肉桂 5 g，鸡肝 1 具，食盐、生姜、葱、料酒、味精适量。

做法：肉桂洗净，切成长 2 cm、宽 1 cm 的块；鸡肝洗净，破 4 片，放入锅内，加入葱、生姜、食盐、料酒、清水各适量。将锅置入盛有水的锅中，隔水炖至鸡肝熟即成。食用时加味精少许。

功效：温补肾阳。适合阳虚质易发生手足冰冷、脘腹冷痛、夜尿频多者食用。

莲子补骨脂猪腰汤

材料：莲子、核桃肉各 100 g，补骨脂 250 g，胡芦巴 25 g，猪腰 2 个，生姜 3 片，食盐、生油适量。

做法：莲子、核桃肉、补骨脂、胡芦巴洗净，浸泡；猪腰洗净剖开，去白脂膜，用食盐反复洗净。一起与生姜放进瓦煲内，加入清水 2 500 mL（约 10 碗水），武火煲沸后改文火煲 2 小时，调入适量食盐与生油便可。

功效：补肾助阳、驻颜美容。适合阳虚质易发生阳痿、早泄者食用。

韭菜大米粥

材料：鲜韭菜、大米各 100 g，食盐 4 g。

做法：鲜韭菜洗净，切段；大米淘洗干净，用水浸泡 30 分钟。锅置火上，加适量清水烧沸，放入大米，大火煮沸后转小火煮至粥将熟，放入鲜韭菜段，再次煮沸后加食盐调味即可。

功效：鲜韭菜有补肾益阳、暖胃、除湿理血等功效，尤其对阳虚女性有好处，可以改善畏寒、怕冷、性欲减退等症状，与大米一起煮粥食用，具有健脾暖胃、补肾益阳等功效，适合阳虚质者食用。

牛肉小米粥

材料：小米 100 g，牛肉 50 g，胡萝卜 10 g，姜末 5 g，食盐 4 g。

做法：小米淘洗干净；牛肉洗净，切碎；胡萝卜洗净，去皮，切丁。锅置火上，加适量清水烧沸，放入小米、牛肉碎、胡萝卜丁，大火煮沸后转小火煮至小米开花，加入姜末煮沸，加食盐调味即可。

功效：小米有健脾和胃、益肾壮阳的作用；牛肉有滋养脾胃、强健筋骨的作用，适用于筋骨酸软者；胡萝卜有温肾补阳的作用。三者一起煮食，具有补阳气的功效，特别适合阳虚质者食用。但牛肉属于高蛋白食品，肾炎患者不可多吃，以免加重肾脏负担。有腹泻和消化不良的人不宜食用鲜韭菜，否则会加重病情。

韭菜滚花蛤汤

材料：韭菜 150 g，花蛤肉 200 g，生姜 3 片，食盐、生油适量。

做法：韭菜洗净，切段，晾干水分；花蛤肉洗净，稍浸泡。在镬中加入清水 1 250 mL 和生姜，武火煲沸后下韭菜和花蛤肉，滚至熟，调入适量食盐和少许生油便可。

功效：益气助阳。适合阳虚质易发生腰膝冷痛者食用。

三、阴虚质

阴虚质由于阴液的亏虚，一方面出现阴液的濡养、滋润、宁静的功能减退；另一方面因阴虚不能制约阳气的升动，阳气相对亢盛，从而形成阴虚内热、阴虚阳亢的状态。总体以口燥咽干、手足心热等为特征。肺阴虚容易伴有咳嗽无痰，或痰少而黏、潮热盗汗的症状。心阴虚则容易出现心悸健忘、失眠多梦。肾阴虚则会出现腰酸背痛、腰膝酸软、眩晕耳鸣、脱发、牙齿摇动，男子性欲旺盛、遗精，女子月经量少。肝阴虚则容易出现脾气烦躁、易动怒、头晕眼花、两目干涩、视力减退，以及胁肋隐隐灼痛等症状。脾阴虚则会出现大便干燥，食后腹中作胀，消瘦倦乏，涎少唇干。

总体特征：阴液亏少，以口燥咽干、手足心热等虚热表现为主要特征。

形体特征：体形偏瘦。

常见表现：手足心热、口燥咽干、鼻微干、喜冷饮、大便干燥，舌红少津，脉细数。

心理特征：性情急躁，外向好动，活泼。

发病倾向：易患虚劳、失精、不寐等病；感邪易从热化。

对外界环境适应能力：耐冬不耐夏，不耐受暑、热、燥邪。

【辨证施食】

（1）饮食常以味甘、性寒为主，以甘相补，用寒退热，如鸭肉、银耳、燕窝、芝麻、百合、牛奶、莲藕、丝瓜、山药、甘蔗、荸荠、桑葚、蜂蜜。

（2）适当食用酸性食物，酸甘相配阴津内生，如猕猴桃、葡萄、奶酪。

（3）少吃含动物脂肪过多、过于肥腻的食品。对阴虚火旺体质之人，平时宜少吃或不吃性温热香燥、容易耗伤阴液和易导致上火的食品，如羊肉、鸡肉、狗肉、姜、附子、鹿茸、各种香料，水果中荔枝、龙眼肉也要少吃或不吃。尽量少吃火锅，可适当吃些冷食、冷饮，但也不宜多吃，还要戒烟限酒，以防燥热内生。

（4）阴虚质人群饮食宜稍佐补阳之品，取其"阳中求阴"之意。

（5）在食物烹调时，建议多以蒸、炖、煮等方式，这样能较好地保存食材的水分和营养，尽量少用煎、炸、烤的烹调方式，避免增加食物的燥热之性。

【推荐食疗方】

山药玉竹沙参白鳝汤

材料：淮山药 30 g，玉竹 30 g，北沙参 30 g，白鳝 500 g，食盐适量。

做法：将淮山药、玉竹、北沙参洗净；白鳝去肠脏洗净，切短段。把全部用料放入炖盅内，加开水适量，炖盅加盖，文火隔水炖 2 小时，食盐调味即可食用。饮汤吃白鳝肉。

功效：淮山药益气养阴，玉竹滋阴润肺，北沙参养肺胃阴，故本汤有很好的滋阴生津功效。

莲子百合银耳糖水

材料：莲子 40 g，百合 10 g，银耳 10 g，枸杞子 20 g，大枣 4 枚，冰糖适量。

做法：莲子、百合、银耳、枸杞子用温水浸泡 60 分钟，大枣去核洗净。砂锅内放清水、莲子、百合、银耳、枸杞子、大枣，开锅后小火煲 45 ～ 60 分钟，再放入冰糖调味，冰糖融化后关火。

功效：滋阴生津、健脾润肺。

龙井虾仁

材料：鲜活河虾 1 000 g，龙井新茶 1.5 g，蛋清 1 个，绍酒 1.5 mL，精盐 3 g，干淀粉 40 g，植物油、熟猪油适量。

做法：将鲜活河虾去壳，挤出虾仁，换水再洗，反复洗 3 次，把虾仁洗白取出，沥干水分，放入碗内，加精盐、蛋清，用筷子搅拌至有黏性时，放入干淀粉拌和上浆；取茶杯一个，放上龙井新茶，用沸水 50 mL 泡开（不要加盖），放 1 分钟，滤出 40 mL 茶汤，茶叶和茶汤待用；炒锅上火，用植物油滑锅后，下熟猪油，烧至四五成热，放入虾仁，并迅速用筷子搅散，约 15 秒钟后取出，倒入漏勺沥油；炒锅内留油少许置火上，将虾仁倒入锅中，并迅速倒入茶叶和茶汤、绍酒，加盐炒几下，即可出锅装盘。

功效：滋阴清热开胃。

兰花小鲍鱼

材料：新鲜小鲍鱼 10 只，西蓝花 30 g，鲍鱼汁、蚝油、食盐、糖、胡椒粉、葱、蒜、绍酒适量。

做法：将新鲜小鲍鱼洗净去壳，葱、蒜切末，西蓝花切小朵，西蓝花加盐，焯水捞出待用，小鲍鱼滚水下锅加绍酒，焯水去异味捞出待用。锅中煸香葱、蒜，煸炒鲍鱼汁、蚝油出香味，加少许汤，放入小鲍鱼，加食盐、糖、胡椒粉调味，小火入味，大火收汁即可装盘。

功效：养阴平肝、固肾。

滋阴养颜银耳汤

材料：银耳1大朵，莲子40 g，鲜百合1个，大枣10枚，枸杞子10 g，冰糖适量。

做法：银耳洗净，撕除根部黄色部分，摘成小朵，用冷水浸泡1夜，或用温水浸泡数小时至黏软时取出备用；莲子去芯，温水浸泡1小时；鲜百合剥开洗净备用。锅内加水适量，除鲜百合、冰糖外的材料一同放入，大火煮开后转小火煮约1小时，加入鲜百合和冰糖，再煮10分钟左右至冰糖溶化即可盛出。

功效：滋阴养血、养心安神。

蜂蜜柠檬玫瑰饮

材料：新鲜柠檬2个，食盐、蜂蜜适量，干玫瑰花5朵。

做法：先制作蜂蜜柠檬，新鲜柠檬用食盐反复搓洗数次，切成薄片，准备1个大小合适的干净玻璃罐，先在底部铺放几片柠檬，然后倒入一层蜂蜜，然后再放柠檬，继续倒入蜂蜜，如此反复至铺满，盖好盖子密封，轻轻晃动、颠倒玻璃罐使蜂蜜和柠檬混合均匀，置于冰箱中冷藏5～7天。食用时，先把干玫瑰花置于杯中，取2～3片柠檬，1勺蜂蜜柠檬汁，加入开水200 mL冲泡10分钟即可享用。

功效：滋阴润燥、生津止渴、疏肝解郁。

沙参玉竹莲藕老鸭汤

材料：老鸭半只，沙参30 g，玉竹30 g，莲藕500 g，生姜3片，食盐适量。

做法：将宰杀好的老鸭去毛去内脏，洗净后切块；莲藕去皮切块备用。冷水入锅，水开后放入鸭肉，焯去血污后捞起。汤煲内加清水适量，把除食盐外的所有材料一同入锅，大火煮开，小火续煮2小时后加食盐调味。

功效：润燥滋阴、健脾益胃。

银耳麦冬洋参饮

材料：银耳10 g（泡发），麦冬10 g，洋参5 g，冰糖适量。

做法：将银耳、麦冬、洋参水煮20分钟取药液，加冰糖适量，温服。

功效：益气滋阴。适用于各种原因引起的气阴两虚之证。

黄精山药乌参羹

材料：黄精30 g，山药40 g，白果仁6枚，海参2枚（泡发切片），植物油、姜片、食盐、冰糖、酱油适量。

做法：热锅加植物油适量，入姜片爆香，加海参、白果仁微炒，加水适量，然后加入黄精、山药及食盐、冰糖、酱油调味，共煨炖至熟软，即可服食。

功效：滋补肺肾、平喘止带。

枸杞子炖银耳

材料：银耳 15 g，枸杞子 15 g，冰糖 100 g，白糖 30 g，蛋清 1 个。

做法：枸杞子洗净。银耳放入温水中泡发 1 ~ 2 小时，洗净。取干净砂锅，将银耳放入，加清水 1 000 mL 左右，先用大火烧开，再用小火煨煮 2 小时左右，加冰糖、白糖、枸杞子，再煮 20 分钟，加入蛋清搅和，稍炖片刻即可。

功效：枸杞子有润肺补肾、生津益气之功；银耳有滋阴润肺、生津、提神、益脑、嫩肤之效。

冬瓜薏苡仁煲鸭汤

材料：鸭子 1 只（约 800 g），冬瓜 150 g，薏苡仁 75 g，陈皮 4 g，食盐 6 g，植物油适量，黄酒少许。

做法：鸭子洗净血水，切成大块；冬瓜去皮洗净，切成小块；薏苡仁洗净，沥干水分；陈皮用温水洗净。炒锅上火，加入植物油烧热，将鸭块下锅煎至金黄色。将薏苡仁、陈皮放在炖盅内，加入约 3 000 mL 清水，用大火煲滚。随即放入略煎过的鸭块，撇净浮油血沫，加入食盐和黄酒，改用小火煲滚，待鸭块将酥烂时，加入冬瓜煮沸再用小火煮至汤汁约为 1 500 mL。将食材捞入汤盘中，冬瓜垫底，鸭块排在冬瓜上，鸭汤倒入另外的汤碗中，和冬瓜、鸭块一起上桌食用。

功效：滋阴清热、补血行水、养胃生津，尤其适合阴虚质者食用。

四、痰湿质

痰湿质是指人体脏腑功能失调，引起气血津液运化失调，水湿停聚，聚湿成痰而成痰湿内蕴，以黏滞、重浊为主要特征的体质状态。易患肥胖、多囊卵巢综合征、闭经、消渴、中风、胸痹、痤疮、体臭、带下、失眠、眼袋肿胀、月经不调、气郁等。

总体特征：痰湿凝聚，以形体肥胖、腹部肥满、口黏苔腻等痰湿表现为主要特征。

形体特征：体形肥胖，腹部肥满松软。

常见表现：面部皮肤油脂较多，多汗且黏，胸闷，痰多，口黏腻或甜，喜食肥甘甜黏，苔腻，脉滑。

心理特征：性格偏温和、稳重，多善于忍耐。

发病倾向：易患消渴、中风、胸痹等病。

对外界环境适应能力：对梅雨季节及湿重环境适应能力差。

【辨证施食】

（1）以味淡、性温食物为主，淡以渗湿，温以化阴，如薏苡仁、白扁豆、黑豆、豆腐等。

（2）辅以健脾补气的食物，健脾以运湿、化痰，如生姜、黄芪。

（3）适当添加理气的食物，理气化湿、行津，如陈皮、佛手。

（4）低盐饮食，食宜清淡、易消化。

（5）忌油腻厚味、酸涩、甘甜、寒凉食物，总之要以清淡、性温食物为主。

（6）三餐定时，食不过饱，禁吃夜宵。

（7）宜选食物，如薏苡仁、木瓜、茉莉花、玫瑰花、蕹菜（又名空心菜）、苋菜、蕨菜、黄花菜、芋头、大巢菜、竹笋、莴苣、茭白、菊芋、冬瓜子、冬瓜、黄瓜、西葫芦、石莼、昆布、海藻、紫菜、龙须菜、粟米、玉米、黑豆、赤小豆、绿豆、豇豆、豌豆、蚕豆、扁豆、黄豆芽、豆浆、豆腐、葡萄、阳桃、地瓜、啤酒花、茶、猪肾、田鸡、鲤鱼、白鱼、青鱼、鲫鱼、鲂鱼、泥鳅、鲶鱼、蛤蜊、蛏肉、鲈鱼、银鱼。

【推荐食疗方】

冬瓜排骨汤

材料：排骨 500 g（斩段），冬瓜 800 g（切块），姜 4 片，小葱 1 把（打成结），料酒、食盐、鸡精、葱花适量。

做法：排骨洗净控干，锅内水烧开，下排骨煮尽血水，捞出。砂锅中放适量水，放入排骨、姜片、葱结和料酒，大火烧开后，小火慢炖 2 小时，再投入冬瓜块继续炖 40 ~ 60 分钟，直到冬瓜软烂为止，调入适量食盐和鸡精，撒上葱花即可。

功效：清热解毒、化痰祛湿、除烦止渴、解暑。

扁豆炒肉片

材料：扁豆、猪里脊、白芝麻、葱、姜、蒜、食盐、植物油、料酒、淀粉适量。

做法：扁豆洗净掰成小段，或者斜刀切成菱形段；葱、姜、蒜分别切末备用；猪里脊洗净切片，放入食盐、料酒、淀粉腌制一会儿备用。炒锅倒入适量植物油烧热，下入肉片翻炒，变色后取出，留底油，下入扁豆小火慢炒，焖熟，快熟的时候放入蒜、姜末，翻炒均匀，待扁豆完全熟后，放入肉片，加食盐调味，不断翻炒，出锅前放入白芝麻炒匀，撒上葱末即可出锅。

功效：健脾益气、化湿消暑。

薏苡仁芡实排骨汤

材料：排骨 400 g，薏苡仁 60 g，莲子 40 g，芡实 30 g，大枣 10 g，百合（干）20 g，食盐少许。

做法：排骨洗净，锅内加水适量煲滚，排骨放入滚水中煮 5 分钟，取出。将取出的排骨用凉水冲洗干净。薏苡仁、莲子、芡实、百合、大枣洗净，备用。把适量清水煲滚，放入排骨、薏苡仁、莲子、芡实、大枣，煲 2 小时。将百合加入煲锅中再煲半小时。汤煲好时，下食盐调味即可。

功效：薏苡仁味甘淡，性微寒，有利水消肿、健脾化湿、舒筋除痹等功效；莲子、芡实是健脾祛湿的佳品，既能补脾和胃，又不温燥伤阴。搭配食用有收涩功能，对因过食寒凉损伤脾胃的便溏泄泻和出汗过多有防治作用。

山药冬瓜汤

材料：冬瓜 200 g，山药 200 g，大葱、姜、食盐、植物油、味精适量。

做法：冬瓜去皮洗净，切厚片；山药去皮洗净，切厚片；大葱、姜洗净，大葱切成段，姜切成丝。锅内放油烧热，放入葱段和姜丝略爆，注入清汤煮沸；放入山药、冬瓜，中火煮至熟透；加入食盐、味精调味，盛入碗中即可。

功效：冬瓜味甘淡，性微寒，是清热解毒、利水消痰、除烦止渴、祛湿解暑之佳品，与补肾健脾益气的山药搭配同食，尤其适合脾胃虚弱的痰湿质者食用。

薏苡仁粥

材料：生薏苡仁 50 g，粳米 60 g，白糖适量。

做法：生薏苡仁、粳米同放锅中，武火煮沸后文火煮 2 小时，加入适量白糖调味即可。

功效：除湿化痰、健脾益气。适合痰湿质或兼湿热质者食用，尤其是伴有形体肥胖者。

消脂减肥茶

材料：茯苓 30 g，炒薏苡仁 30 g，干荷叶 30 g，陈皮 15 g，生山楂 15 g，肉桂 10 g。

做法：将上述材料放入水中浸泡 30 分钟，置于锅中大火烧开后，小火慢煮 20 分钟，去药渣后将汤液放入保温杯中，代茶饮。

功效：化痰降浊、健脾祛湿。适合痰湿质肥胖者食用，有血脂偏高倾向者尤宜。

赤小豆鲤鱼汤

材料：活鲤鱼 1 尾（约 800 g），赤小豆 50 g，陈皮 10 g，辣椒 6 g，草果 6 g，料酒、生姜片、葱段、胡椒、食盐适量。

做法：将活鲤鱼去鳞、鳃、内脏；将赤小豆、陈皮、辣椒、草果填入鱼腹，放入盆内，加适量料酒、生姜片、葱段、胡椒及食盐少许，上笼蒸熟即成。

功效：除湿化痰、利水消肿。适合痰湿质常感胸闷痰多、眩晕、水肿者食用。

鲫鱼豆腐汤

材料：鲫鱼 250 g，豆腐 250 g，生姜 2 片，葱花、料酒、食盐、食用油、水淀粉等适量。

做法：将豆腐切薄片，沥干水分。鲫鱼去鳞和内脏，抹上料酒，用食盐腌制 10 分钟。食用油入锅加热，爆香姜片，将鱼两面煎黄后加水适量，文火煮约 25 分钟，放入豆腐片，调味后用水淀粉勾薄芡并撒上葱花。

功效：健脾利湿、和中开胃。适合痰湿质容易面部水肿者。

海带萝卜汤

材料：海带 150 g，白萝卜 300 g，鸡肉丝适量，根芥菜（又名大头菜）半个，食盐、胡椒、酱油、醋各少许。

做法：将白萝卜去皮，切成片。将大头菜去皮，切成块。将海带切成小片。将白萝卜、大头菜、海带放入锅内，加食盐同煮汤，在汤中加少许醋，再加鸡肉丝、胡椒、酱油即成。喝饮其汤。

功效：健胃止咳、利尿祛湿、软坚化痰。

车前子薏苡仁粥

材料：车前子 15 g，薏苡仁 50 g，白糖适量。

做法：车前子布包煎汤约 30 分钟，取汁，加入薏苡仁，先用武火煮沸，再用文火煮成粥，最后根据个人口味调入适量白糖即可食用。

功效：清热利湿、明目。

白萝卜茶

材料：白萝卜 100 g，茶叶 5 g，食盐少许。

做法：茶叶沸水冲泡取汁，白萝卜煮烂后加食盐调味，倒入茶汁即成。

功效：健胃利尿祛湿。

扁豆山药茶

材料：白扁豆、山药各 20 g，白糖适量。

做法：先将白扁豆炒至黄色，捣碎，山药切片，两者一起煎汤取汁，加入白糖适量，代茶频饮。

功效：健脾益胃化湿。

萝卜姜汁茶

材料：萝卜 30 g，生姜 10 g，红糖 5 g。

做法：萝卜、生姜洗净后捣汁，红糖调味，代茶饮。

功效：消食化痰、利尿和胃。

五、湿热质

湿热质多以感受湿热之邪，久而不除或脾虚痰湿内滞，湿酿成热，湿热互结为主要病理特征。主要表现为肢体沉重，口渴饮水不多，舌质红苔黄腻，脉数。具体表现因湿热所在部位不同而有差别：在皮肉为湿疹或疔疮；在关节筋脉则为局部肿痛；在脾胃，可见脘闷腹满、恶心厌食、便溏稀、尿短赤、脉濡数；在肝胆，可见肝区胀痛、口苦食欲差、身目发黄、脉弦数；在膀胱，则见尿频、尿急，涩少而痛，色黄浊；在大肠，则见腹痛腹泻，甚至里急后重、泻下脓血便、肛门灼热等。

总体特征：湿热内蕴，以面垢油光、口苦、苔黄腻等湿热表现为主要特征。

形体特征：形体中等或偏瘦。

常见表现：面垢油光，易生痤疮，口苦口干，身重困倦，大便黏滞不畅或燥结，小便短黄，男性易阴囊潮湿，女性易带下增多，舌质偏红，苔黄腻，脉滑数。

心理特征：容易心烦急躁。

发病倾向：易患疮疖、黄疸、热淋等病。

对外界环境适应能力：对夏末秋初湿热气候湿重或气温偏高环境较难适应。

【辨证施食】

（1）选食苦、淡为主的食物，苦以清热、淡以渗湿，如薏苡仁、赤小豆、苋菜、马兰头、葫芦。

（2）食以七分饱为度，食物宜清淡，易消化，适当保持饥饿感。

（3）少食海鲜等发物，发物容易生湿，如海鱼、海虾、香菇、鹅肉。

（4）忌食肥甘厚味、辛辣香燥的食物，如肥肉、生姜、大蒜、葱。

（5）少食火锅、烹炸、烧烤等辛温助热的食物。

（6）宜选食物：①动物性食物，如泥鳅、田螺、鲤鱼、鸭肉；②谷物及豆类食物，如绿豆（芽）、绿豆糕、赤小豆；③果蔬类食物，如马齿苋、芹菜、黄瓜、苦瓜、西瓜、冬瓜、丝瓜、莲藕、荸荠、梨、薏苡仁、莲子、茯苓、蚕豆、葫芦、白菜、卷心菜、空心菜；④茶饮，如绿茶、花茶、大麦茶。

（7）忌食食物，如大枣、枸杞子、阿胶、人参、西洋参、海参、虫草、燕窝、甲鱼、桂圆、荔枝、榴莲、韭菜、炒货（瓜子、碧根果、巴旦木等），以及羊肉、狗肉等热性肉类。

【推荐食疗方】

金银花水鸭汤

材料：金银花9 g，生地黄6 g，水鸭1只，猪瘦肉250 g，生姜2～3片，食盐、生油适量。

做法：金银花、生地黄洗净，稍浸泡；水鸭宰净，去肠杂、尾巴，洗净切块；猪瘦肉洗净，不用刀切。然后将所有原料与生姜一起放进瓦煲内，加入清水3 000 mL（约12碗水量），先用武火煲沸，再改为文火煲3小时，调入适量食盐和生油便可。

功效：祛湿解毒。适合湿热质易发痤疮、常感口苦口干者食用。

炒绿豆芽

材料：绿豆芽250 g，菜油、生姜末、葱花、食盐、味精、酱油各适量。

做法：绿豆芽挑去杂质，洗净；菜油放入热锅内，加热，放生姜末炒香，然后下入绿豆芽，再放食盐、酱油，翻炒去生，加味精、葱花即成。

功效：解热毒、利三焦。适合湿热质易发热毒疮疡、小便赤热不利者食用。

凉拌马齿苋

材料：鲜马齿苋 100 g，酱油、醋、盐、味精、香油适量。

做法：鲜马齿苋洗净用开水焯，去涩水后放入盘中，加酱油、醋、盐、味精、香油拌匀食用。

功效：清利湿热。适合湿热质出现小便热痛、皮肤疮疡者食用。

芹菜拌豆腐

材料：芹菜 150 g，豆腐 1 块，食盐、味精、香油少许。

做法：芹菜切成小段，豆腐切成小方丁，均用开水焯一下，捞出后用凉开水冷却，净水待用。将芹菜和豆腐搅拌，加入食盐、味精、香油拌匀即成。

功效：平肝清热、利湿解毒。适合湿热质之高血压、高血脂，并伴有大便秘结者服用。

薏苡仁赤小豆粥

材料：薏苡仁 150 g，赤小豆 100 g，粳米 200 g。

做法：所有食材洗干净后放在锅里，加水，用慢火熬约 2 小时，熬烂即可。

功效：健脾、补肺、清热除湿。

荞麦蒸饺

材料：荞麦粉 300 g，牛肉（主要是瘦肉，可带少量肥肉）450 g，荸荠 200 g，大葱、食盐、白糖、酱油、胡椒粉、植物油适量。

做法：把荞麦粉、食盐与热水、冷水各半混合，揉搓成荞麦面团，再分成多个小面团，擀成饺子皮。牛肉去筋后剁烂，荸荠、大葱都切成小粒，牛肉中加入荸荠、葱粒、白糖、酱油、胡椒粉、植物油搅拌起胶后再加入植物油搅拌均匀，制成肉馅。荞麦面皮中包入适量的肉馅，捏好封口，包成饺子，把包好的饺子放在抹过植物油的蒸笼中，用大火蒸 8 分钟，熟透后就可以取出食用。

功效：清热利湿。

红烧冬瓜

材料：冬瓜 300 g，食盐、酱油、蚝油、鸡精、葱花、白糖、植物油适量。

做法：冬瓜去皮去瓤，表面打上花刀后切成方块。热锅下植物油，植物油热后下入冬瓜块煎至四面略显金黄后，把冬瓜块扒到锅边，中间下少许白糖，炒出糖色后和冬瓜块一起炒匀，放入食盐、酱油，让冬瓜块均匀上色，加 1 小碗水炒匀后盖上锅盖，焖煮至熟，再加蚝油、鸡精，大火收汁，加少许白糖，起锅撒上葱花即可。

功效：清热解毒、祛湿化痰、除烦止渴、解暑。

绿豆酿藕

材料：藕1节，绿豆150 g，食盐适量。

做法：藕去皮，冲洗干净，削去一头，用筷子扎通藕孔；绿豆用清水浸泡1夜后取出，装入藕孔内，放入锅中，加清水蒸至熟透，切片，加食盐适量。

功效：清热解毒、明目止渴。适合常感口苦口干、易复发口腔溃疡者食用。

扁豆冬瓜汤

材料：排骨500 g，扁豆100 g，冬瓜500 g，食盐适量。

做法：将排骨洗净切成块，焯水去浮沫，再洗净备用；将扁豆用清水浸透洗净；将冬瓜洗净仅除去瓜瓤和瓜仁，切成块状备用。清水烧开后，放进排骨、扁豆，大火烧开后改慢火煲1小时左右，再放冬瓜块，冬瓜块煮熟后加食盐调味即可食用。

功效：清热利水、健脾祛湿。

三豆汤

材料：绿豆10 g，赤小豆10 g，黑豆10 g，白糖适量。

做法：将等量的赤小豆、绿豆、黑豆淘洗干净，清水中泡2个小时左右。将三豆倒入锅中，加入3倍的水，大火煮沸，转小火熬煮至豆酥开花。加入适量白糖煮片刻即可。

功效：绿豆、赤小豆有清热利湿功效，黑豆有健脾补肾功效。

茵陈鲫鱼汤

材料：绵茵陈15 g，赤小豆30 g，生薏苡仁20 g，鲫鱼1条（约250 g），蜜枣1枚，生姜3片，食盐、植物油适量。

做法：鲫鱼宰净，加少许植物油在铁锅内，热后放入鲫鱼，慢火煎至淡黄色，绵茵陈、赤小豆、生薏苡仁洗净浸泡半小时。上料同放锅内，加适量清水，武火煮沸转文火煲1小时，以食盐调味即可。

功效：清热消暑、祛湿解毒。

莲子芡荷粥

材料：莲子（去芯）30 g，芡实30 g，鲜荷叶1/4张（或干品8 g），糯米50 g，冰糖适量。

做法：同煮为粥即可。

功效：健脾祛湿止泻、清心安神。

药食同源调 脾胃

冬瓜海带绿豆汤

材料：冬瓜 500 g，海带 30 g，干黄花 50 g，绿豆 50 g，排骨 500 g，生姜 1 块，葱白、花椒、食盐、味精适量。

做法：干黄花、海带泡发后备用。排骨焯水，洗去血沫，捞出放入清水中，加生姜 1 小块，葱白少许，花椒少许，与绿豆煮熟烂，加入冬瓜、泡发后的干黄花及海带，小火煮熟后，放入食盐、味精调味。

功效：利湿清热。适合热偏重的湿热质者食用。

六、血瘀质

血瘀质是指在人体脏腑功能失调时，出现体内血液运行不畅或体内出血不能消散而成瘀血内阻，以血瘀表现为主要特征的体质状态。主要表现为面色晦暗、皮肤偏暗或色素沉着、易出现瘀斑、易患疼痛、口唇黯淡、舌质有瘀点或有瘀斑、舌下静脉曲张等，还可见眼眶暗黑、鼻部黯滞、发易脱落、肌肤甲错，女性多见月经不调及痛经、闭经等。其发生与先天禀赋、饮食因素、环境因素、情志因素、感受外邪、跌打损伤、久病年老、产后致瘀等因素有关。若尽早对血瘀质进行干预，可以有效降低相关疾病的发病率；若未及时调理，容易出现出血、癥瘕、中风、胸痹等疾病。

总体特征：血行不畅，以肤色晦暗、舌质紫黯等血瘀表现为主要特征。

形体特征：胖瘦均见。

常见表现：肤色晦暗，色素沉着，容易出现瘀斑，口唇黯淡，舌暗或有瘀点，舌下络脉紫黯或增粗，脉涩。

心理特征：易烦，健忘。

发病倾向：易患癥瘕及痛证、血证等。

对外界环境适应能力：不耐受寒邪。

【辨证施食】

（1）因引起血瘀的原因各有不同，根据病因选择食物很重要，如气虚不能推动血液运行，则用补气食物，如黄芪、人参；如血寒致使血管收缩、血行不畅，用温阳散寒食物，如干姜、桂皮、辣椒；津血不足，血流不畅，则用养血、生津、清热食物，如阿胶、铁皮石斛。

（2）在活血化瘀食物的基础上，适当加入理气食物，如陈皮、砂仁、酒行气以活血。

（3）长期食用活血与养血食物，两者可交互使用。

（4）多吃具有活血、散结、行气、疏肝解郁作用的食物，如黑豆、黄豆、香菇、茄子、油菜、黑木耳、羊血、杞果、木瓜、海带、紫菜、萝卜、胡萝卜、金橘、橙子、柚子、桃子、山楂。

（5）不宜吃容易胀气的食物，如甘薯、芋头、蚕豆、栗子；不宜吃有涩血作用的食物，如乌梅、苦瓜、柿子、花生米；不宜多吃肥肉、奶油、鳗鱼、蟹黄、蛋黄、鱼子、虾、巧克力、油炸食品、甜食等，防止血脂增高而阻塞血管，影响气血运行；不宜摄入冷饮和冰冻食物等影响气血运行；不宜吃性偏寒凉食物，如小麦、荞麦；少吃盐和味精，避免血黏度增高，加重血瘀的程度；少吃过辣、过甜、过于刺激的食物，少喝咖啡、浓茶。

【推荐食疗方】

板栗烧菜芯

材料：板栗 250 g，油菜芯 500 g，淀粉 13 g，精盐 2 g，香油 5 g，胡椒粉 1 g，猪油（炼制）40 g。

做法：将板栗去壳取肉洗净，切 0.7 cm 厚的片。炒锅内放入猪油，烧至五成热，放入板栗炸 2 分钟，呈金黄色时，用漏勺捞起，沥去油。沥油后的板栗盛入小瓦钵内，加精盐，上笼蒸 10 分钟。油菜芯洗净，取其嫩芯，洗净。炒锅置旺火上，下猪油，烧至八成热，放入油菜芯，加精盐，煸炒一小会儿，放入板栗，用淀粉调稀勾芡，盛入盘中，淋入香油，撒上胡椒粉即成。

功效：活血散瘀、利肠道。

炒油菜薹

材料：红油菜薹 500 g，食用油、大蒜末、干辣椒、食盐适量。

做法：红油菜薹摘去老叶，剥去老皮，清洗干净，切段备用；干辣椒剪成段，去掉辣椒子备用。炒锅烧热，放入适量食用油、干辣椒，炒至变色，放入红油菜薹一起炒，直到油菜薹变软，放入大蒜末，加适量食盐调味即可。

功效：活血散瘀、利肠道、止血。

益母草煲鸡蛋

材料：益母草 30 ~ 60 g，鸡蛋 1 ~ 2 个。

做法：益母草用清水反复洗净，并浸泡 15 分钟，之后与鸡蛋一起放进瓦煲内，加入清水 450 ~ 500 mL，煮 20 分钟，捞起鸡蛋放入清水中片刻，去蛋壳后再放进瓦煲内继续煮，如不习惯中药气味可加入适量红糖，煮片刻即可。

功效：活血调经。适合血瘀质者，尤其适合月经不调者食用。

红花三七蒸老母鸡

材料：老母鸡 1 只（约 1 000 g），三七 10 g，红花 15 g，陈皮 10 g，葱、食盐、生姜适量。

做法：将老母鸡宰杀，剖腹去内脏，洗净后放入三七、红花、陈皮，文火蒸熟至肉烂，加葱、食盐、生姜调味，分餐食用。

功效：活血化瘀。适合血瘀质的老年人食用。

芎归三七炖猪肉

材料：川芎 6 g，当归 9 g，三七 10 g，猪肉 500 g。

做法：川芎、当归、三七、猪肉同放入煲内，加清水适量，文火炖 2 ~ 3 小时，饮汁吃肉，连用 5 ~ 6 天。

功效：活血化瘀。适合血瘀质者食用。

山楂牛肉干

材料：山楂 50 g，牛肉 400 g，植物油 1 000 g，香油 20 g，生姜 10 g，葱 20 g，食盐 6 g，花椒 4 g，料酒 25 g，酱油 20 g，味精 4 g，白糖 10 g。

做法：牛肉剔去皮筋，洗净备用；山楂去杂质，生姜切片，葱切段。将 20 g 山楂放入锅内，加水约 2 000 mL，在火上烧沸后再放入牛肉，共同煮熬至六成熟，捞出牛肉稍晾后切成约长 6 cm、宽 1.5 cm 的粗条，用酱油、生姜、葱、料酒、花椒等调料将肉条拌匀，腌制 1 小时，再沥去水分。将植物油放入铁锅内，文火炼熟，投入牛肉条，炸干水分，至色微黄即用漏勺捞起，沥去油，将锅内油倒出，锅底留少量余油，再置火上，投入余下的山楂，略炸后再将牛肉干倒入锅中，反复翻炒，微火焙干，即可起锅置于盘中，淋入香油，撒上味精、白糖，拌匀即成。

功效：活血化瘀、化食消积。适合血瘀质兼消化不良者食用。

川芎牛膝炖鱼头

材料：川芎 15 g，牛膝 10 g，鳙鱼头 1 个（约 200 g），生姜、葱、食盐、料酒、味精各适量。

做法：将川芎洗净，切片；牛膝洗净；鳙鱼头去鳃，洗净。将川芎、牛膝、鳙鱼头放入铝锅中，加生姜、葱、食盐、料酒、水各适量。将铝锅置武火上烧沸，再用文火炖熟即成。食用时加味精少许。

功效：活血化瘀，兼补肝肾。适合老年血瘀质者食用。

山楂桃仁露

材料：鲜山楂 1 000 g，桃仁 100 g，蜂蜜 250 g。

做法：鲜山楂切开，与桃仁一起倒入砂锅中浸泡 1 小时，大火煮沸后改小火慢熬 1 小时，滤出头汁 1 碗，再加冷水如前法再煎出二汁 1 碗，将 2 碗汁一起倒入瓷盒中再加入蜂蜜，瓷盒加盖，隔水蒸 1 小时后，冷却，装瓶盖紧。每日 2 次，每次 1 匙，饭后开水冲服。

功效：活血化滞、健胃消食。适合血瘀质有胸痹心痛倾向者日常食用。

七、气郁质

气郁质是由于长期情志不畅、气机郁滞而形成的以性格内向不稳定、敏感多疑为主要表现的一种体质状态。主要表现为形体消瘦、面色萎黄、平素性情急躁易怒、易于激动，或忧郁寡欢、胸闷不舒、时欲太息，舌瘦，苔薄白，脉弦。在胸部则出现胸肋胀痛或窜痛或乳房胀痛；在颈部，则出现咽中梗阻，如有异物，颈项瘿瘤；在腹部，则出现胃脘胀痛、泛吐酸水、呃逆嗳气、腹痛肠鸣、大便泄利不爽、少腹胀痛；气逆上冲，则出现头痛眩晕、昏仆吐衄；女子可见月经不调、痛经等。其发生与先天禀赋、情志不调、饮食不节、劳逸过度等因素有关。如果尽早对气郁质进行干预，可以有效降低相关疾病的发病率；若未及时调理，容易出现抑郁症、失眠、功能性消化不良、慢性咽炎、乳腺增生、月经不调等疾病。

总体特征：气机郁滞，以神情抑郁、忧虑脆弱等气郁表现为主要特征。

形体特征：形体瘦者为多。

常见表现：神情抑郁、情感脆弱、烦闷不乐，舌淡红，苔薄白，脉弦。

心理特征：性格内向不稳定、敏感多虑。

发病倾向：易患脏躁、梅核气、百合病及郁证等。

对外界环境适应能力：对精神刺激适应能力较差，不适应阴雨天气。

【辨证施食】

（1）保持心情舒畅，避免激动和情绪紧张。

（2）以疏肝理气的食物为宜，如玫瑰花、合欢花。

（3）饮食宜清淡、易消化，避免过食辛温、辛辣的食物，如尖椒。

（4）配宁心安神食品改善睡眠，如大枣、百合、莲子、桂圆。

（5）多吃行气的食物，如佛手、橙子、大蒜、橘皮、荞麦、韭菜、茴香、火腿、高粱皮、刀豆、香橼、白萝卜。

（6）多吃新鲜蔬菜和营养丰富的瘦肉、鱼、豆制品、乳类等。

（7）多吃具有浓烈香气的、有行气解郁功效的食物，如紫苏、薄荷和一些花草茶的材料（玫瑰花、桂花、薰衣草等）。

【推荐食疗方】

素炒萝卜丝

材料：白萝卜450 g，葱1根，生姜10 g，食盐、糖、鸡精、花生油适量。

做法：将白萝卜洗净去皮，刨成细丝，葱、生姜切末。炒锅烧热，倒入花生油烧至六成热，放入葱末、姜末炒出香味，放入萝卜丝翻炒，使萝卜丝变软变透明，加入水，转中火将萝卜丝炖软，待锅中汤汁略收干，加入食盐、糖和鸡精调味，翻炒均匀即可。

功效：补脾消食、补肝明目、清热解毒。

猴头菇煮鸡

材料：鸡800 g，猴头菇（水发）250 g，木耳（水发）100 g，鸡汤800 mL，火腿粒 10 g, 姜（去皮拍碎）20 g, 白胡椒粒少许, 食盐、糖、米酒、生抽、花生油各适量。

做法：鸡斩件，以食盐、糖、生抽、米酒和花生油拌匀备用。花生油爆香，拍姜，加入鸡汤、猴头菇、火腿粒和白胡椒粒，慢火煮 30 分钟至猴头菇出味，然后加入鸡斩件和木耳，中火煮 15 分钟至鸡熟，最后调味便成。

功效：疏肝健脾。

清炒佛手瓜

材料：佛手瓜 1 只，食用油、食盐、大蒜适量。

做法：佛手瓜切片，大蒜拍碎并切成蓉。食用油烧热，放蒜蓉炒出香味，放佛手瓜、食盐快速炒入味。

功效：理气和中、疏肝、止咳。

百合莲子汤

材料：干莲子 75 g, 冰糖 75 g, 干百合 100 g。

做法：干百合浸泡 1 夜，冲洗干净，干莲子浸泡 4 小时后冲洗干净，然后将这两味材料放入锅内，加清水，武火煮沸后，加入冰糖，再改用文火继续煮 40 分钟即可取出食用。

功效：安神养心、健脾和胃。

甘麦大枣粥

材料：甘草 15 g, 小麦 50 g, 大枣 10 枚。

做法：先将甘草浸泡煎水，去渣，然后加入小麦及大枣，煮粥。空腹服用。

功效：益气安神。适合妇女脏躁，精神恍惚，时常悲伤欲哭、不能自持者，或失眠、盗汗、舌红、脉细数者食用。

橘皮竹茹粥

材料：橘皮 25 g, 竹茹 30 g, 粳米 100 g。

做法：先将竹茹洗干净，凉水浸泡 30 分钟，再将 1 000 mL 清水煮沸后，放入竹茹，大火煮沸 5 分钟，去竹茹，留竹茹水备用，粳米淘洗干净后倒入竹茹水中，小火熬成粥，煮至粥将成时，将橘皮切丝，加入其中，煮 10 分钟即成。

功效：理气健脾、开胸顺气。

玫瑰花鸡肝汤

材料：银耳 15 g, 玫瑰花 10 g, 茉莉花 24 朵，鸡肝 100 g, 料酒、姜汁、食盐适量。

做法：银耳洗净撕成小片，清水浸泡待用；玫瑰花、茉莉花温水洗净；鸡肝洗净切薄片备用。将水烧沸，先入料酒、姜汁、食盐，随即下入银耳及鸡肝，烧沸，打去浮沫，待鸡肝熟后调味，最后入玫瑰花、茉莉花稍沸即可。

功效：疏肝解郁、健脾宁心。

佛手陈皮蚌肉汤

材料：佛手、陈皮各6 g，蚌肉250 g，琼脂30 g，蜜枣6枚，生姜3片，食盐、生油适量。

做法：佛手、陈皮、蜜枣洗净，陈皮去瓤，蜜枣去核，稍浸泡；蚌肉、琼脂分别洗净，浸泡。上述材料与生姜一同放进瓦煲内，加入清水2 000 mL（约8碗水量），武火煲沸后改为文火煲1.5 ~ 2小时，调入适量食盐、生油便可。

功效：行气解郁、清热消痰。适合气郁质亚健康兼见痰多、气短者食用。

菊黄舒肝汤

材料：菊花5 g，干黄花菜25 g，鸡肝50 g，料酒、姜汁、食盐适量。

做法：干黄花菜水发备用；鸡肝切薄片备用，将水烧沸，先入料酒、姜汁、食盐，随即下入鸡肝，烧沸撇去浮沫，待鸡肝熟，加入水发的黄花菜，调味，水开再入菊花稍沸即可。

功效：疏肝行气解郁。

甘麦安神茶

材料：炙甘草3 g，浮小麦10 g，大枣12 g，酸枣仁15 g，夜交藤10 g，合欢皮10 g。

做法：将所有材料洗净然后一同入锅，加1 000 mL水煎煮，水开后转小火煮30分钟，去渣取汁当茶饮，早、中、晚温服。

功效：宁心安神。

楂麦佛手茶

材料：佛手15 g，山楂15 g，大麦15 g。

做法：将佛手、山楂、大麦浸泡15分钟，开水煮沸5分钟后即可饮用。

功效：疏肝理气、化痰消食。气郁质兼有食欲减退、腹胀、咽部有痰者更为适合。

苏叶百合粥

材料：苏叶10 g，百合20 g，小米50 g。

做法：将苏叶泡15分钟，然后煮10分钟，去掉苏叶，放入百合与小米共煮，待小米熟即可关火食用。

功效：解郁养心安神。适合气郁质易患不寐者食用。

第四章　常见脾胃病食疗

第一节 胃 痛

胃痛是由于胃气阻滞，胃络瘀阻，胃失所养，不通则痛导致的以上腹胃脘部发生疼痛为主症的一种脾胃肠病证。胃痛，又称胃脘痛。临证时应与真心痛、胁痛、腹痛等相鉴别。

本病证以胃脘部疼痛为主症，西医学中的急性胃炎、慢性胃炎、消化性溃疡、胃痉挛、胃下垂、胃黏膜脱垂症、胃神经症等疾病，当其以上腹部胃脘疼痛为主要临床表现时，均可参照本节辨证论治。

【病因病机】

胃脘痛的常见病因有寒邪客胃、饮食伤胃、肝气郁结、脾胃虚弱等几个方面。

1. 寒邪客胃

外感寒邪，内客于胃，或过食生冷，寒积于中，寒主收引，凝滞不散，致胃失和降而作痛，尤其是脾胃虚寒者更易为寒邪诱发。《素问·举痛论》曰："寒气客于肠胃之间，膜原之下，血不得散，小络急引，故痛。"

2. 饮食伤胃

若饮食不节，暴饮暴食，损伤脾胃，饮食停滞，致使胃气失和，胃中气机阻滞，不通则痛；或五味过极，辛辣无度，或恣食肥甘厚味，或饮酒如浆，则伤脾碍胃，蕴湿生热，阻滞气机，以致胃气阻滞，不通则痛，皆可导致胃痛。《素问·痹论》曰："饮食自倍，肠胃乃伤。"

3. 肝气郁结

恼怒伤肝，肝气失于疏泄，横逆犯胃，气机不畅而致肝胃气痛，肝郁化火，火邪急迫，常可使疼痛加重；病程缠绵，耗伤胃阴而成阴虚胃痛；久痛久络，气滞血瘀，而致瘀血胃痛。《杂病源流犀烛·胃病源流》谓："胃痛，邪干胃脘病也……唯肝气相乘为尤甚，以木性暴，且正克也。"

4. 脾胃虚弱

饮食劳倦所伤，或久病，脾胃气虚，中阳不健，致清阳不升，浊阴不降，清浊相干而成胃痛；中焦湿浊不化，聚湿生痰，湿痰扰胃，阻碍气机，发为湿痰胃痛；中阳不振，寒自内生，发为虚寒胃痛；脾胃虚弱，肝气乘虚顺克脾土，发为肝郁脾虚的胃痛。

本病病因，初则多由外邪、饮食、情志不遂所致，病因多单一，病机也单纯，常见寒邪客胃、饮食停滞、肝气犯胃、肝胃郁热、脾胃湿热等证候，表现为实证；久则常见由实转虚，如寒邪日久损伤脾阳，热邪日久耗伤胃阴，多见脾胃虚寒、胃阴不足等证候，属虚证。因实致虚，或因虚致实，皆可形成虚实并见证，如胃热兼有阴虚，脾胃阳虚兼见内寒，以及兼挟瘀、食、气滞、痰饮等。本病的病位在胃，与肝脾关系

药食同源调
脾胃

密切，也与胆肾有关。基本病机为胃气阻滞，胃络瘀阻，胃失所养，不通则痛。

【临床表现】

胃痛的部位在上腹部胃脘处，俗称心窝部。其疼痛的性质表现为胀痛、隐痛、刺痛、灼痛、闷痛、绞痛等，常因病因病机的不同而异，其中尤以胀痛、隐痛、刺痛常见。可有压痛，按之其痛或增或减，但无反跳痛。其痛有呈持续性者，也有时作时止者。其痛常因寒暖失宜、饮食不节、情志不舒、劳累等诱因而发作或加重。本病证常伴有食欲减退、恶心呕吐、吞酸嘈杂等症状。

【诊断】

（1）上腹胃脘部疼痛及压痛。

（2）常伴有食欲减退、胃脘痞闷胀满、恶心呕吐、吞酸嘈杂等胃气失和的症状。

（3）发病常由饮食不节、情志不遂、劳累、受寒等诱因引起。

（4）上消化道X线钡剂检查、纤维胃镜及病理组织学等检查，查见胃、十二指肠黏膜炎症、溃疡等病变，有助于诊断。

【鉴别诊断】

1. 胃痞

胃痛与胃痞的病位皆在胃脘部，且胃痛常兼胀满，胃痞时有隐痛，应加以鉴别。胃痛以疼痛为主，胃痞以痞塞满闷为主；胃痛者胃脘部可有压痛，胃痞者无压痛。

2. 心痛

胃处腹中之上部，心居胸中之下部，正如《医学正传·胃脘痛》谓："胃之上口，名曰贲门，贲门与心相连。"《证治准绳·心痛胃脘痛》所说："然胃脘逼近于心，移其邪上攻于心，为心痛者亦多。"心与胃的位置很近，胃痛可影响心，表现为连胸疼痛，心痛亦常涉及心下，出现胃痛的表现，故应高度警惕，防止胃痛与心痛，尤其是防止胃痛与真心痛之间发生混淆。胃痛多发生于青壮年，疼痛部位在上腹胃脘部，其位置相对较低，疼痛性质多为胀痛、隐痛，痛势一般不剧，其痛与饮食关系密切，常伴有吞酸、嗳气、恶心、呕吐等胃肠病症状，纤维胃镜及病理组织学等检查异常；心痛多发生于老年，其痛在胸膺部或左前胸，其位置相对较高，疼痛性质多为刺痛、绞痛，有时为剧痛，且痛引肩背及手少阴循行部位，痛势较急。饮食方面一般只与饮酒饱食关系密切，常伴有心悸、短气、汗出、脉结代等心脏病症状，心电图等心脏检查异常。

3. 胁痛

肝气犯胃所致的胃痛常连胁而痛，胆病的疼痛有时发生在心窝部附近，胃痛与胁痛有时也易混淆，应予鉴别。但胃痛部位在上腹胃脘部，兼有恶心嗳气、吞酸嘈杂等胃失和降的症状，纤维胃镜等检查多有胃的病变；而胁痛部位在上腹两侧胁肋部，常伴恶心、口苦等肝胆病症状，B超等检查多可查见肝胆疾病。

4. 腹痛

胃处腹中，与肠相连，从大范围看腹痛与胃痛均为腹部的疼痛，胃痛常伴腹痛的症状，腹痛亦常伴胃痛的症状，故有心腹痛的提法，因此胃痛需与腹痛相鉴别。胃痛在上腹胃脘部，位置相对较高；腹痛在胃脘以下，耻骨毛际以上的部位，位置相对较低。胃痛常伴脘闷、嗳气、泛酸等胃失和降、胃气上逆的症状；腹痛常伴有腹胀、矢气、大便性状改变等腹部疾病症状。相关部位的 X 线检查、纤维胃镜或肠镜检查、B 超检查等有助于鉴别诊断。

【辨证要点】

本病主要应辨明是病邪阻滞引起的，还是脏腑功能失调引起的；是实证，还是虚证；是属气滞，还是属血瘀等几个方面。

1. 辨病因

胃痛发于寒冷季节，痛缓而有休止，喜热喜按者为虚寒；食饱则痛者，多为食滞，精神紧张，情绪激动而发者，多为气滞；思虑用脑而发，按之痛减者，多为气虚。

2. 辨疼痛与饮食的关系

空腹痛，或得食缓解者，多为虚寒证；食后痛，或得食则痛甚者，多为实证，多为气滞食积作痛；食生冷黏硬之物而痛者，病多为脾胃虚寒；食肥甘酒酪而痛者，为脾胃湿热。

3. 辨疼痛性质

久病，病势缓，隐痛绵绵不已，喜按，得食则缓者为虚痛；新病，痛势急，攻刺胀痛，拒按，得食则甚者为实痛；痛势剧，或拘急掣痛或有冷感，遇寒则增剧，喜得热为寒痛；痛势急，或胀闷或坚满或有热胀感，遇热则痛增，喜得冷为热痛；其痛走窜不定，忽作忽止，忽轻忽重，每因情志不和而发为气滞；痛如针刺，或憋胀痛，部位较局限，固定不移，入夜痛甚，阴雨则发者为瘀痛；胃痛闷胀，嘈杂不适，或伴有胃痞为湿痰；痛而胀满，痞硬拒按为食滞。

4. 辨胃痛在气在血

胃痛初病在气，久病在血。凡痛属气分者，多见既胀又痛，以胀为主，痛无定处，时作时止，聚散无形，为无形之气痛；凡痛属血分者，多见持续刺痛，痛有定处，舌质紫暗，此乃有形之血痛。

【辨证施食】

食疗原则以理气、和胃、止痛为主。邪盛以祛邪为主，正虚以扶正为先，虚实夹杂当祛邪扶正兼顾。饮食以质软、少渣、易消化、定时进食、少量、多餐为原则；宜细嚼、慢咽，减少对胃黏膜的刺激；忌食辛辣、肥甘、过咸、过酸、生冷之品，戒烟酒、浓茶、咖啡。

（一）肝胃气滞证

临床表现：胃脘胀满，攻撑作痛，脘痛连胁，胸闷嗳气，喜长叹息，大便不畅，得嗳气，矢气则舒，遇烦恼郁怒则痛作或痛甚；苔薄白，脉弦。

饮食要点：宜进食疏肝理气的食物，如玫瑰花、香橼、佛手、山楂、桃仁、山药、萝卜、生姜。忌食壅阻气机的食物，如豆类、红薯、南瓜。

【推荐食疗方】

金橘山药粟米粥

材料：小米 100 g，金橘 20 g，山药 50 g，冰糖适量。

做法：小米洗净，用温水浸泡 3 分钟；金橘洗净，去核，切片；山药去皮，切片。烧水，见锅底冒小泡时，将金橘片、山药片和小米同时下锅煮，大火烧开后改小火慢熬，10 分钟左右熬成黏稠的米粥。出锅前放入冰糖焖 2 分钟，盛出即可入口。

功效：疏肝健脾、理气和胃。

合欢花粥

材料：粳米 150 g，红糖 20 g，干合欢花 15 g。

做法：把粳米洗净并浸泡 30 分钟，与红糖一起放在锅中，加入适量的水烧开，然后再用小火慢慢熬煮，等粳米熟烂之后再放入干合欢花，再煮 5 分钟左右即可。

功效：具有养心安神、理气解郁。能缓解肝气郁结所引起的胸口闷痛、失眠多梦、记忆力减退。

橄榄煲萝卜

材料：萝卜 500 g，橄榄 250 g。

做法：把萝卜和橄榄洗干净，萝卜切成块，一起放在锅中煎煮，过滤渣取出汁，每天喝 1 ~ 2 次。

功效：清热解毒、顺气利尿。

玫瑰花茶

材料：玫瑰花 9 ~ 12 g。

做法：玫瑰花阴干，开水冲泡，代茶饮。

功效：疏肝理气。

佛手生姜汤

材料：佛手 20 g，生姜 10 g，白糖适量。

做法：将佛手、生姜洗干净，切碎一起放在锅中加入水煎煮 20 分钟，过滤渣取汁，然后放入适量白糖搅拌均匀，即可服用。

功效：疏肝解郁、行气止痛、健脾和胃。

橘佛茶

材料：陈皮 3 g，厚朴 3 g，佛手 3 g，红茶 3 g，党参 6 g。

做法：上述 5 味共制粗末，放入茶杯中用沸水冲泡 10 分钟，代茶饮用，至味淡为止。每日 1 剂，代茶适量饮用。

功效：疏肝理气、开郁化痰。

（二）肝胃郁热证

临床表现：胃脘灼痛，痛势急迫，喜冷恶热，得凉则舒，心烦易怒，泛酸嘈杂，口干口苦；舌红少苔，脉弦数。

饮食要点：进食疏肝清热的食物，如栀子、杏仁、薏苡仁、莲子、菊花，但不宜过多进食寒凉去火食物。

【推荐食疗方】

菊花饮

材料：菊花适量。

做法：菊花阴干，每日 9 ~ 12 g，开水冲泡，代茶饮。

功效：疏风清热，清肝明目。

枸杞子绿豆汤

材料：枸杞子、绿豆、大枣、冰糖适量。

做法：在锅中加适量的水，待水煮沸，将泡好的绿豆放入锅内大火煮开，待绿豆煮至 15 分钟，取适量大枣、枸杞子、冰糖放入锅内，调成小火慢煮 20 分钟即可。

功效：清热解毒、清肝明目、健脾开胃。

陈皮佛手蒲公英茶

材料：陈皮 3 g，厚朴 3 g，佛手 3 g，蒲公英 5 g，绿茶 3 g，党参 6 g。

做法：上述 6 味共制粗末，放入茶杯中用沸水冲泡 10 分钟，代茶饮用，至味淡为止。每日 1 剂，代茶适量饮用。

功效：疏肝理气、开郁化痰。

佛手茅根瘦肉汤

材料：佛手 15 g，猪瘦肉 250 g，白茅根 10 g。

做法：白茅根切段，猪瘦肉切块，一起放入锅内，加适量清水，武火烧沸后文火慢炖至肉熟，将佛手切块放入其中煮熟即可。每日 1 次，连续服 3 ~ 5 天。

功效：疏肝和胃、清解郁热。

苦瓜烧豆腐

材料：苦瓜200g，豆腐1块，胡萝卜丝少许，高汤、食盐、料酒、胡椒粉、水淀粉适量。

做法：将苦瓜洗净，挖净白色部分，再切片；豆腐横竖切成细条。起油锅先将苦瓜炒一炒，加高汤，再调点食盐和料酒，放入豆腐烧开，调入少量胡椒粉，加几根胡萝卜丝调色，加水淀粉拌匀即可。

功效：疏肝泻热、行气和胃。

（三）脾胃湿热证

临床表现：胃脘灼热疼痛，嘈杂泛酸，口干口苦，渴不欲饮，口甜黏浊，食甜食则冒酸水，纳呆恶心，身重肢倦，小便色黄，大便不畅；舌苔黄腻，脉滑数。

饮食要点：进食清热除湿的食物，如荸荠、百合、马齿苋、赤小豆。

【推荐食疗方】

蒸荸荠

材料：新鲜荸荠200g，白糖适量。

做法：新鲜荸荠洗净，蒸30分钟，然后蘸白糖食用。

功效：补益脾胃、清热利湿。

黄花冬瓜汤

材料：干黄花菜20g，冬瓜丝50g，食盐、味精、香油适量。

做法：干黄花菜切段，开水浸泡20分钟后与冬瓜丝入沸汤，片刻即好，加食盐、味精、香油适量。

功效：清暑生津、清热利湿。

五花茶

材料：菊花30g，金银花30g，槐花20g，玫瑰花20g，葛花20g。

做法：所有材料洗净加入400mL清水煎煮当茶饮。

功效：清热利湿、疏肝理气。

冬瓜粥

材料：冬瓜30g，粳米30g。

做法：将冬瓜洗净后切块，分为冬瓜皮和冬瓜。粳米洗净后放入锅内，加水适量熬煮，待米粥半熟时，放入冬瓜、冬瓜皮，粥成后，去掉冬瓜皮，食用粥及冬瓜即可。

功效：清热利尿、化湿和胃。

绿豆薏苡仁粥

材料：绿豆 50 g，薏苡仁 30 g，大米 100 g，冰糖适量。

做法：把绿豆、薏苡仁、大米洗净，以砂锅煮粥，待熟后再加入冰糖，拌匀即可食用。

功效：清热、祛湿、解暑。

祛湿护胃汤

材料：白扁豆 50 g，赤小豆 50 g，生熟薏苡仁各 59 g，苏叶 15 g，佛手 15 g，莲子 20 g，白茅根 9 g，食盐适量。

做法：将全部材料洗净（除食盐外）加入砂锅内，加开水 10 碗慢火煲约 2 小时，用食盐调味食用。

功效：清热利湿和胃。

（四）脾胃气虚证

临床表现：胃脘绵绵作痛，进食后胃胀、纳差、恶心、呕吐、嗳气、头晕、气短、乏力、大便稀溏；舌淡，边有齿痕，脉细弱。

饮食要点：进食补中健胃的食物，如鸡蛋、瘦猪肉、羊肉、大枣、桂圆、白扁豆、山药、茯苓。

【推荐食疗方】

蒸山药

材料：鲜山花 100 g，白糖适量。

做法：取鲜山药 100 g，洗净以后蒸 30 分钟，然后蘸白糖食用。

功效：补益脾胃、滋养肺肾。

山药莲子粥

材料：山药 30 g，莲子、薏苡仁、芡实各 15 g，大米 100 g。

做法：上述材料加水适量，煮成粥食用。

功效：益气健脾、补中止泻。

健脾糕

材料：山药 200 g，芡实 5 g，扁豆 5 g，薏苡仁 5 g，陈皮 2 g，大枣 10 g。

做法：芡实、扁豆、薏苡仁磨成粉，陈皮切细丝，大枣去核切片，上锅蒸熟后备用。山药洗净，蒸熟后去皮快速捣成泥状，加入上述材料，混合均匀后，使用模具塑形后即可食用。每周 2 ~ 3 次，代主食。

功效：健脾益气化湿。

党参六宝汤

材料：排骨400 g，党参50 g，虫草花22 g，茯苓35 g，芡实30 g，薏苡仁30 g，蜜枣1 ~ 2枚，姜片、食盐适量。

做法：排骨砍块洗净，焯水后捞出待用；虫草花和蜜枣清洗干净；薏苡仁、茯苓、芡实用清水泡一会儿后清洗干净备用。将焯好的排骨放入炖锅中，加入姜片，倒入适量清水。将党参、虫草花等汤料全部放入，大火烧开，转小火煲1.5小时，最后调入食盐即可。

功效：健脾益气。

五指毛桃鸡汤

材料：鸡半只，五指毛桃50 g，芡实30 g，薏苡仁30 g，大枣3 ~ 4枚，陈皮半片，淮山药半根，枸杞子适量，蜜枣1枚，姜片、食盐适量。

做法：五指毛桃清洗干净；芡实、薏苡仁洗净浸泡一会儿；淮山药削皮，切块；大枣、蜜枣、陈皮、枸杞子清洗一下备用。鸡肉砍块，加姜片冷水下锅，焯水洗干净，放入汤锅中，其他材料（枸杞子、食盐除外）也一起放入锅中，加入适量清水，盖上锅盖，大火煮开，转小火，炖1.5 ~ 2小时；出锅前10分钟放入枸杞子和食盐即可。

功效：健脾祛湿、补气益胃、舒筋和络。

（五）脾胃虚寒证

临床表现：胃痛隐隐，绵绵不休，冷痛不适，喜温喜按，空腹痛甚，得食则缓，劳累或食冷或受凉后疼痛发作或加重，泛吐清水，食少，神疲乏力，手足不温，大便溏薄；舌淡苔白，脉虚弱。

饮食要点：进食温中健脾的食物，如猪肚、鱼肉、羊肉、鸡肉、桂圆、大枣、莲子、生姜，不宜进食苦瓜、冬瓜、绿豆、生菜等偏寒凉的食物，更不宜喝冷饮、吃雪糕。需要注意的是，本身脾胃虚寒的人，若短时间内大量进食温热性食物，可能导致食积而出现所谓"虚不受补"的情况，可表现为烦躁、咽喉干痛、口腔溃疡、失眠等。因此在饮食方面，一是要注意食材的搭配，二是根据自身情况把握进补频率。

【推荐食疗方】

姜枣茶

材料：生姜15 g，大枣3枚，红糖适量。

做法：大枣去核瓣开，生姜切块，入锅加水大火烧开后加入红糖煮化即可。

功效：温胃散寒、调理气血。

胡椒猪肚鸡

材料：猪肚1个，鸡1只，胡椒35 g，料酒、胡椒、食盐适量，党参10 g，白芷

6 g，黄芪 9 g。

做法：洗净猪肚和鸡，加料酒、胡椒分别焯熟后，把鸡塞进猪肚中，冷水下锅，放入党参、白芷、黄芪，大火烧开后转小火炖 1 ~ 2 小时，炖好后猪肚和鸡切丝，再放回汤中烧开，适量食盐和胡椒调味，即可食用。

功效：温胃散寒、补虚益气。

桂圆糯米粥

材料：糯米、干桂圆、大米、大枣、枸杞子、红糖适量。

做法：将糯米、大米洗净，用温水浸泡 15 分钟；干桂圆去核取肉，大枣洗净去核、切片。将泡好的糯米放入锅中，加入适量的清水，煮沸约 15 分钟；加入大枣，再煮约 15 分钟；加入干桂圆、枸杞子，根据自身口味加入适量红糖，煮至粥稠，熄火盛出。

功效：散寒养胃、益气补血、止虚汗。

南瓜黄金粥

材料：鸡蛋 1 个，南瓜 100 g，米 50 g。

做法：先煮 1 个鸡蛋，取蛋黄；南瓜去皮洗净切小块，隔水蒸熟，和蛋黄一起用汤勺压碎和匀；小米熬粥，快好时，加入南瓜蛋黄羹，继续煮几分钟即可。

功效：温中健脾养胃。

怀山肉桂煨猪肚

材料：怀山药 30 g，肉桂皮 40 g，猪肚 1 个，姜 1 小块，白胡椒 2 g，食盐适量。

做法：猪肚切开，用食盐反复搓洗干净，再用滚水氽烫。罐内加入清水（水要盖过所有食材）和所有的食材（除白胡椒、食盐外），煨制 2 个小时后，加入白胡椒、食盐用小火煨 4 ~ 5 小时即可。

功效：健脾温肾。

（六）胃阴不足证

临床表现：胃脘隐隐灼痛，似饥而不欲食，口燥咽干，口渴思饮，消瘦乏力，大便干结；舌红少津或光剥无苔，脉细数。

饮食要点：进食健脾和胃的食物，如铁皮石斛、蛋类、莲子、山药、白扁豆、百合、大枣、薏苡仁、枸杞子。忌油炸食物、羊肉、狗肉、酒类等助火之品。

【推荐食疗方】

山药百合大枣粥

材料：山药 90 g，百合 40 g，大枣 15 枚，薏苡仁 30 g，大米适量。

做法：将山药洗净后，去皮切块备用；将百合、薏苡仁、大米淘洗干净后浸泡 1

个小时左右捞出备用；将大枣洗净后，去核备用。然后分别将食材放入锅中，加入适量水，开始大火熬煮，粥煮好后，盛入碗中即可享用。

功效：滋阴养胃、清热润燥。

沙参石斛老鸭汤

材料：石斛 20 g，沙参 20 g，老鸭半只，生姜 3 片，食盐适量。

做法：将老鸭焯水，石斛、沙参、生姜洗净，一同放入砂锅中，大火烧开后转中小火煲 1 个小时左右，加食盐调味即可食用。

功效：养阴生津开胃。

枸杞子天冬羹

材料：枸杞子、天冬各 10 g，银耳（干品）15 g，蜂蜜、冰糖适量。

做法：枸杞子去杂质，洗净；天冬用蜂蜜浸泡 1 夜，切片；银耳用温水浸泡，撕去蒂头，除去杂质；冰糖打碎成屑。将银耳放入锅内，加水 600 mL，用大火煮沸，再用小火熬 35 分钟即成银耳汤。冰糖加水 100 mL，熬化。在银耳汤内加入枸杞子、天冬片、冰糖汁，即可装碗，装饰上桌供食。每周 2 ~ 3 次，可作点心食用。

功效：滋补胃肾之阴。

沙参炖豆腐

材料：北沙参 10 g，豆腐 200 g，虾仁 75 g，姜片 5 g，葱段 5 g，食盐 3 g，味精 3 g，素油适量，料酒少许，鲜汤 150 g，生粉、鸡蛋清少许。

做法：北沙参润透切片，洗干净；虾仁挑去虾线，加食盐、料酒、生粉、鸡蛋清腌制 30 分钟；豆腐切成 2 cm 方小块。炒锅在大火上烧热，放入素油烧至三成热时将虾仁放入，滑出锅沥油。炒锅置大火上烧热，放入素油烧至六成热时，放入姜片、葱段爆香，加入北沙参、鲜汤，下入豆腐、食盐、味精、虾仁同烧至入味，生粉勾芡起锅即成。每周 1 ~ 2 次，佐餐食用。

功效：益气养阴、行气和中。

益胃汤

材料：水鸭 1 只，石斛 30 g，沙参 30 g，麦冬 30 g，玉竹 30 g，食盐适量。

做法：将上述食材（除食盐外）洗净后共同放入锅中，加入清水，慢火煮至肉烂熟，适量食盐调味，食肉喝汤。

功效：养阴清热。

（七）胃络瘀阻证

临床表现：胃脘疼痛，痛如针刺刀割，痛有定处，按之痛甚，食后加剧，入夜尤甚，或见吐血、黑便；舌质紫暗或有瘀斑，脉涩。

饮食要点：进食活血祛瘀食物，如桃仁、山楂、大枣、赤小豆、生姜。忌食粗糙、坚硬、油炸、厚味之品，忌食生冷性寒之物。

【推荐食疗方】

大枣赤小豆莲藕粥

材料：大枣 30 g，赤小豆 100 g，莲藕（切片或切段）适量，粳米 100 g，冰糖适量。

做法：将粳米淘洗干净，加入大枣、赤小豆、莲藕，加水适量煮粥，等煮熟时加入适量冰糖，调匀稍煮即可。

功效：益胃养阴、活血止痛。

山楂红糖饮

材料：山楂 10 枚，红糖适量。

做法：将山楂洗净，去核打碎，放入锅中，加清水煮约 20 分钟，调以红糖进食。

功效：活血祛瘀、消食和胃。

山楂丹参乌鸡汤

材料：乌鸡半只，山楂 10 g，丹参 15 g，生姜 3 片，食盐适量。

准备：将乌鸡去肥油，洗净切块，山楂、丹参、生姜用水冲洗净。一齐放入炖盅内，加清水适量，文火隔水炖 1 ~ 2 小时，加入食盐调味即成。

功效：益气活血健脾。

化瘀养肝蜜

材料：山楂 15 g，丹参 15 g，枸杞子 15 g，蜂蜜 5 g，冰糖 5 g。

做法：将山楂、丹参、枸杞子先浸泡 2 小时后煎成药液，再将蜂蜜、冰糖兑入药液内，以微火煮沸 30 分钟，待至蜜汁与药液融合而呈黏稠时离火，冷却后盛入容器内密封保存，后用开水冲饮即可。

功效：活血化瘀、疏肝止痛。

山楂鸡内金粥

材料：山楂片 15 g，鸡内金 1 个，粳米 50 g。

做法：山楂片小火炒至焦黄备用；鸡内金用温水洗净，烘干研成细末备用；粳米淘净，与焦山楂、鸡内金末共入砂锅中，小火煮粥 30 分钟即可。

功效：化瘀血、行气结。

附：泛酸

泛酸又称吐酸，指胃中酸水逆出于口而言。古代文献里有"吞酸"一词，吞酸指胃中酸水逆于咽喉部，不及时吐出而又咽下之状。两者证情虽有不同，但是皆指胃酸上泛而言，是胃病常见的一个症状，可单独出现，常与胃痛、胃痞兼见。

本病证以反酸烧心为主症，西医学中的胃食管反流、反流性食管炎、胃炎、消化不良、胃神经症疾病，当其以反酸为主要临床表现时，均可参照此辨证论治。

【病因病机】

本证有寒热之分，以热证居多，热证是由于肝经火邪内郁，肝失疏泄，不能协助脾胃升降气机，致使土郁热蒸，腐气作酸，胃气上逆而形成吐酸病证。其寒证则由于脾胃素虚，肝经受寒或因饮食失调，脾失健运，肝失疏泄，因寒溃成酸上泛而吐酸，但总以肝气犯胃为基本病机。《证治汇补·吞酸》曰："大凡积滞中焦，久郁成热，则木从火化，因而作酸者，酸之热也；若寒客犯胃，顷刻成酸，本无郁热，因寒所化者，酸之寒也。"

1. 饮食失节

饮食不节，损伤脾胃，湿热内生，胃气不和致吞酸嗳气。

2. 七情内伤

郁怒伤肝，肝失疏泄，气机阻滞，逆乘脾胃致嗳气吞酸。

3. 外感风寒

外邪犯胃，胃阳被遏；湿浊内停，郁而成酸或食生冷食物，中阳受伤，寒滞客于脾胃，脾胃纳运失常，气机不畅，吞酸时作。

4. 脾胃虚弱

素体脾胃虚寒，或劳倦内伤，脾胃受损，不思饮食，纳运失常，形成嗳气吐酸或泛吐清涎酸水之症状。

【诊断】

（1）以反酸烧心、吐酸水为主要临床表现。

（2）常伴有胃痛、胃胀、口苦、纳少、呛咳等症状。

（3）发病和加重常与饮食、情志、起居、冷暖失调等诱因有关。

（4）多为慢性起病，时轻时重，反复发作，缠绵难愈。

（5）纤维胃镜检查、上消化道 X 线钡剂检查、胃液分析等的异常有助于本病的诊断。

【鉴别诊断】

1. 嘈杂

嘈杂以胃中空虚、似饥非饥、似辣非辣、似痛非痛、莫可名状、时作时止为主症，可与胃痛、吐酸并见。

2. 反胃

反胃系指饮食入胃之后，幽门不放，宿食停胃，胃气上逆引起的饮食后胃脘胀满、朝食暮吐、暮食朝吐、宿谷不化、吐后转舒为临床特征的一种病证。

【辨证要点】

辨偏寒、偏热之差异。属于热者，多由肝郁化热而致，见嗳腐气秽、两胁胀满、心烦易怒、咽干口渴、大便干结等症；属于寒者，可由寒邪犯胃，或素体脾胃虚寒而成，见饮食喜热、四肢不温、大便溏薄等症。

【辨证施食】

烧心反酸的患者忌食生冷，少食甜、酸之品，戒烟酒、浓茶、浓咖啡、韭菜、茴香等，不宜过饱或过量饮水；胸骨后灼痛的患者忌食过热、过烫的食物以免损伤食管黏膜，忌食辛辣、肥甘、煎炸之品，戒烟酒。

（一）热证

临床表现：吐酸时作，胃有烧灼感，胸闷不舒，或兼有心烦易怒，咽干，口苦，嗳腐食臭，大便臭秽；舌质红，苔黄厚，脉弦数。

饮食要点：宜食疏肝解郁、和胃清热的食品，如金橘根、猪肚、苦瓜、苦菜、绿豆、丝瓜、芹菜、油菜；肝气犯胃者宜食理气降气的食品，如萝卜、佛手、生姜、香橼、柑橘、蓬蒿、番茄、柚子。

【推荐食疗方】

金橘焦三仙茶

材料：金橘 15 g，焦麦芽 20 g，焦山楂 20 g，焦神曲 20 g。

做法：上述药材泡茶喝，或水煎代茶饮。

功效：健脾和胃。

佛手粥

材料：佛手、粳米、冰糖适量。

做法：将佛手洗净，切碎，放入锅内，煎汤去渣。再加入淘洗后的粳米和冰糖，同煮成粥。

功效：健脾养胃、理气止痛。

榴莲鸡汤

材料：榴莲（小的用一半，大的用1/4），老母鸡 1 只，食盐、姜片、料酒适量，大枣 6 枚。

做法：把榴莲瓤、榴莲肉、老母鸡分别切成小块。砂锅中注入适量清水，用大火烧开后放入鸡块、姜片、料酒，大火煮沸，再入榴莲瓤，小火煲 30 分钟至食材熟透，撇去汤中浮沫，放榴莲肉，小火煲 10 分钟至食材熟烂，加食盐调味即可。

功效：清热活血、健脾补气。

紫菜豆腐汤

材料：紫菜 50 g，豆腐 200 g，食盐、香油适量。

做法：豆腐切块，紫菜泡发。砂锅放一碗水煮开，放入豆腐，煮开后，放入泡水洗干净的紫菜煮 5 分钟，关火，放入食盐和香油出锅即可。

功效：清热降火。

竹笋炒冬瓜

材料：竹笋 50 g，嫩冬瓜 200 g，红萝卜 10 g，生姜 5 g，葱 5 g，蚝油 20 g，食盐 5 g，味精 2 g，蚝油 3 g，湿生粉、食用油适量，熟鸡油 1 g。

做法：竹笋切成粒，嫩冬瓜去皮去籽切成冬瓜脯，在外部一面切上花刀，红萝卜去皮切成粒，生姜去皮切片，葱切葱花。烧锅下食用油，油热时，投入冬瓜脯，炸至金黄，倒出摆入碟中，放入姜片加上盖，入蒸笼蒸 20 分钟至酥烂，去掉姜片待用。另烧锅下油，放入竹笋粒、红萝卜粒炒透，注入清汤，调入食盐、味精、蚝油烧开，用湿生粉勾芡，淋入熟鸡油，撒上葱花，扒在冬瓜脯上即可。

功效：清解郁热。

（二）寒证

临床表现：泛吐酸水，胸脘胀闷，喜温喜按，嗳气酸腐，四肢不温，疲倦无力，大便溏薄；舌淡，舌苔白滑。

饮食要点：宜食温中益气、健脾和胃的食品，如羊肉、粳米、莲藕、香菇、山药、猪肚、石榴。

【推荐食疗方】

理中鸡汤

材料：党参 20 g，白术 15 g，干姜 10 g，炙甘草 10 g，土鸡半只，食盐适量。

做法：先将土鸡切块焯水，将党参、白术、干姜、炙甘草一同放入锅中，加清水煮沸后，文火熬 1 小时，加入适量的食盐调味即可。

功效：温阳健脾、和胃降逆。

猴头菇炖猪肚

材料：猪肚 1 只，猴头菇 100 g，黄酒、酱油、糖适量。

做法：先将猪肚洗净，在高压锅里煮 10 分钟，捞起后用清水洗净泡沫，切成条状。同时用温水泡发猴头菇，一起放入砂锅，加黄酒、酱油、糖适量，烧开后加水，再用文火炖至猪肚酥烂，佐餐食用。

功效：温阳益胃健脾。

山药生姜排骨汤

材料：排骨 500 g，山药 1 根，胡萝卜 100 g，枸杞子适量，食用油少许，食盐适量，姜片 5 g，白醋少许。

做法：排骨斩成段，用清水冲洗干净。热锅下少许食用油，食用油热后下姜片爆锅，下入排骨段，炒至变色，加入足量的清水，大火烧开后，滴几滴白醋，转小火煲 90 分钟左右。胡萝卜、山药去皮洗净切块，加入排骨汤里，大火烧开，再小火煲至胡萝卜、山药熟烂，加食盐调味，撒入枸杞子，再煮 5 分钟即可。佐餐服用。

功效：温中补脾和胃。适合脾胃虚寒所致的脘腹胀满、大便溏薄等症者食用。

姜蛋汤

材料：生姜 1 块，鸡蛋 2 个，食盐适量。

做法：将生姜拍扁，鸡蛋打散，生姜稍微翻炒出香味后倒入蛋液，翻煎，加入适量水，大火烧开后加入食盐调味即可。

功效：温中散寒、醒脾开胃。

怀山煨乌鸡

材料：怀山药 3 g，陈皮 1.5 g，乌鸡半只（约 500 g），姜 1 小块，食盐适量。

做法：乌鸡切小块，用开水余烫；罐内加入清水（水要盖过所有食材）和所有的材料（除食盐外），煨制 2 个小时后，加入食盐用小火煨 6 小时即可。

功效：益气温中和胃。

附：嘈杂

嘈杂是患者自觉胃中饥嘈，胸膈懊恼，痛苦莫可名状为主症的病证。既可单独出现，又可兼见于胃痛病中。脘腹空虚，似饥非饥，似辣非辣，似痛非痛，这些症状有的得食暂缓，有的进食而复发，并可兼有恶心、胃脘作痛等征象，亦可单独出现，可因饮食、情志、体质、病后及用药不当等多方面原因引起。

本病证以胃中不适、不可言状为特点，西医学中的胃炎、消化性溃疡、反流性食管炎、消化不良、胃神经症疾病，当其以胃中不适为主要临床表现时，均可参照此辨证论治。

【病因病机】

临床分虚实二类，亦可为虚实夹杂，实者多属胃热，虚者属胃虚、血虚。胃热嘈杂多由饮食所伤而致，见舌红、苔黄、脉滑数；胃虚嘈杂多因素体虚弱、劳倦所致，可有胃气虚及胃阴虚之不同；血虚嘈杂兼见气血两亏之表现。

1. 食郁积热

过食辛辣香燥，醇酒厚味，或难消化食物，积聚中焦，化燥伤阴，蕴成痰火，而为嘈杂。

2. 情志抑郁

肝失条达，横逆犯胃，以致胃气不和而发生嘈杂。

3. 脾胃虚弱

素体不健，饮食不化，甚至脾阳虚衰，水饮内聚，亦致嘈杂。

4. 胃阴不足

热病后胃津未复，或久病化源不足，或失血耗血，导致阴血亏损，出现心烦嘈杂。

【诊断】

（1）以胃中空虚，似饥非饥，似辣非辣，似痛非痛，莫可名状，时作时止为主要临床表现。

（2）常伴有反酸、口苦、纳少、食欲减退等症状。

（3）发病和加重常与饮食、情志、起居、冷暖失调等诱因有关。

（4）多为慢性起病，时轻时重，反复发作，缠绵难愈。

（5）纤维胃镜检查、上消化道 X 线钡剂检查、胃液分析等的异常，有助于本病的诊断。

【鉴别诊断】

嘈杂与吐酸二者在病因病机上有许多相同之处，但吐酸是胃中不适，口吐酸水；嘈杂是腹中空空，若无一物，似饥非饥，似辣非辣，似痛非痛，而胸膈懊侬，莫可名状，或得食而暂止，或食已而复嘈，或兼恶心，而渐见胃脘作痛。

【辨证要点】

嘈杂当辨虚实，实证多由胃热饮食不当导致，见口臭烦渴、嗳腐吞酸、大便干结等症；虚证多由脾胃虚弱、气血不足引起，见体倦乏力、面色苍白或萎黄、气短、大便稀溏等症。

【辨证施食】

嘈杂一证可因多种原因引起，临床表现亦异，但主要表现为下列三个方面。

（一）胃热证

临床表现：嘈杂而兼见恶心吞酸，似饥非饥，胸闷痰多，口渴喜冷饮，口臭心烦，夜寐不安；舌苔黄腻，脉弦滑或数。

饮食要点：宜食清泻胃热、化痰祛湿的食品，如余甘子、荸荠、萝卜、豆腐、春笋、赤小豆、荷叶。

【推荐食疗方】

白萝卜豆腐蒲公英瘦肉汤

材料：白萝卜 1 根，豆腐 1 块，蒲公英 20 g，猪瘦肉 200 g，食盐、香油适量。

做法：白萝卜去皮切块，豆腐切块，猪瘦肉洗净切片；砂锅加水，放入白萝卜块、豆腐块、蒲公英、猪瘦肉片，大火烧开后转小火炖 1 小时，放入食盐和香油出锅即可。

功效：清热泻火、和胃降逆。

枇杷叶陈皮茶

材料：鲜枇杷叶 3 片，洗净去毛，陈皮 6 g。

做法：泡茶饮用。

功效：和胃降逆、理气健脾。

荷叶赤小豆粥

材料：荷叶 10 g，赤小豆 30 g，粳米适量。

做法：赤小豆入水中泡半小时左右，将荷叶、赤小豆、粳米倒入锅中煮半小时成粥。

功效：清热利湿和胃。

山药百合粥

材料：山药（鲜品更佳）90 g，百合（鲜品更佳）50 g，薏苡仁 30 g，大枣 3 枚，大米适量。

做法：将上述食材一起煮粥。

功效：滋阴养胃、清热润燥。适合胃热人群食用。

甘蔗清胃粥

材料：甘蔗 500 g，高粱米 30 g。

做法：先将甘蔗榨汁，去渣后同高粱米一起煮粥，佐餐食用。

功效：清胃止痛。

（二）胃虚证

临床表现：嘈杂而见口淡无味，食后脘胀，面㿠体倦，或心下悸，或咳嗽痰多；舌淡脉虚。

饮食要点：宜食健脾益气和胃的食品，如白扁豆、蜂蜜、薏苡仁、山药、莲子、芡实等。

【推荐食疗方】

山药薏苡仁芡实粥

材料：山药 70 g，薏苡仁 50 g，芡实 40 g，大米 100 g。

做法：薏苡仁和芡实洗净后，用清水浸泡 2 小时；大米洗净后，用清水浸泡半小时，不泡也可以。将浸泡好的薏苡仁、芡实放入锅中，倒入 1 500 mL 清水，大火煮开后，调成小火煮 30 分钟，然后倒入大米继续用小火煮 20 分钟。山药洗净，放入锅中，再继续煮 10 分钟即可。

功效：健脾渗湿和胃。

橘皮粥

材料：橘皮 50 g，粳米 100 g。

做法：橘皮研细末备用，粳米淘洗干净后放入锅内，加清水煮至粥将成时，加入橘皮再煮 10 分钟，每日 1 次。

功效：理气和胃、健脾助运。

鲈鱼健脾汤

材料：鲈鱼 1 条，白术 20 g，陈皮 5 g。

做法：将鲈鱼洗净切块；白术、陈皮洗净，和鲈鱼一起放入锅内，加清水用旺火煮开，沸腾后用小火煲 2 小时，调味可以放些胡椒粉。

功效：补气健脾、温中开胃。

冬瓜牛膝煨排骨

材料：怀牛膝 2 g，枸杞子 1 g，排骨 500 g，冬瓜 300 g，胡椒粒 5 ~ 6 粒，食盐适量。

做法：将排骨切段，用沸水去除杂质，再用冷水冲净血水。罐内加入清水（水要盖过所有材料）和所有的食材（除食盐外），煨制 2 个小时后，加入食盐用小火煨 6 小时即可。

功效：健脾补肾、和中益气。

谷麦芽山楂瘦肉汤

材料：谷芽、麦芽、山楂各 10 g，茯苓 20 g，陈皮 3 g，蜜枣 1 枚，生姜 3 片，猪瘦肉 300 g，食盐适量。

做法：谷麦、麦芽、山楂、茯苓、陈皮、蜜枣浸泡洗净，猪瘦肉洗净切大块焯水，与生姜放进瓦煲，武火滚沸后，改为文火煲 1.5 小时，加入适量食盐调味即可。

功效：开胃消滞、助消化、健脾祛湿。

（三）血虚证

临床表现：嘈杂不能多食，形体消瘦、肌肤失润，面㿠无华，头眩心悸，腹胀，大便不调，烦热口渴；脉沉细数。

饮食要点：宜食健脾和胃、补气养血的食品，如当归、黑芝麻、桑葚、桂圆、枸杞子、大枣。

【推荐食疗方】

当归生姜羊肉汤

见第三章第三节"当归生姜羊肉汤"。

杞枣鸡蛋汤

材料：枸杞子 30 g，大枣 10 枚，鸡蛋 2 个，食盐适量。

做法：枸杞子洗净沥干，大枣洗净去核，一起放于砂锅中，加清水适量烧开后，加入鸡蛋煮熟，食盐调味即可，分 2 次食用。

功效：补肝肾、健脾胃、滋阴润燥、养血除烦。

怀菊山药大枣胡萝卜汤

材料：怀山药 250 g，怀菊花 2 g，大枣 2.5 g，胡萝卜 200 g。

做法：将怀山药、胡萝卜切块，大枣改刀去核。将胡萝卜、大枣、怀山药一起放入罐里，加入适宜的水，煨制 4 小时后放入怀菊花即可食用。

功效：健脾补肾、益气补血。适合脾胃虚弱、气血不足者食用。

怀杞鱼鳔煨甲鱼

材料：怀山药片 15 g，枸杞子 15 g，桂圆肉少许，干鱼鳔 80 g，甲鱼 1 只，姜 1 小块，食盐适量。

做法：干鱼鳔用清水泡软，切小片；甲鱼杀好，切小块，用开水氽烫；罐内加入清水（水要盖过所有食材）和所有的食材（除食盐外），煨制 2 个小时后，加入食盐用小火煨 6 小时即可。

功效：补气益血、滋润肌肤。

清蒸人参鸡

材料：人参 15 g，母鸡 1 只，山药 100 g，竹笋 50 g，干香菇 15 g，料酒、葱、姜、食盐、味精适量。

做法：人参用开水泡开，上笼蒸 30 分钟后取出切碎；母鸡切块；干香菇泡发备用。香菇、竹笋、姜切片，山药切块，葱打结。鸡块放在盆内，放入人参、山药、竹笋、香菇、葱结、姜、料酒，加适量清水，上屉，以武火蒸熟，调入味精、食盐即成。

功效：补气养血、健脾和胃。

❀ 第二节　胃　痞 ❀

胃痞是由表邪内陷、饮食不节、痰湿阻滞、情志失调、脾胃虚弱等导致脾胃功能失调、升降失司、胃气壅塞而成的以胸脘痞塞、满闷不舒、按之柔软、压之不痛、视之无胀大之形为主要临床特征的一种脾胃病证。本证按部位可划分为胸痞、心下痞等。

西医学中的慢性胃炎、胃神经症、胃下垂、消化不良等疾病，当出现以胃脘部痞

药食同源调 脾胃

塞、满闷不舒为主要表现时，可参考本节辨证论治。

【病因病机】

脾胃同居中焦，脾主升清，胃主降浊，共司水谷的纳运和吸收，清升浊降，纳运如常，则胃气调畅。若因表邪内陷入里，饮食不节，痰湿阻滞，情志失调，或脾胃虚弱等各种原因导致脾胃损伤，升降失司，胃气壅塞，即可发生胃痞。

1.表邪入里

外邪侵袭肌表，治疗不得其法，滥施攻里泻下，脾胃受损，外邪乘虚内陷入里，结于胃脘，阻塞中焦气机，升降失司，胃气壅塞，遂成胃痞，如《伤寒论》所云："脉浮而紧，而复下之，紧反入里，则作痞，按之自濡，但气痞耳。"

2.食滞中阻

暴饮暴食，或恣食生冷粗硬，或偏嗜肥甘厚味，或嗜浓茶烈酒及辛辣过烫饮食，损伤脾胃，以致食谷不化，阻滞胃脘，升降失司，胃气壅塞，而成胃痞。

3.痰湿阻滞

脾胃失健，水湿不化，酿生痰浊，痰气交阻于胃脘，则升降失司，胃气壅塞，而成胃痞。

4.情志失调

多思则气结、暴怒则气逆、悲忧则气郁、惊恐则气乱等，造成气机逆乱，升降失职，形成胃痞，尤以肝郁气滞，横犯脾胃，致胃气阻滞而成胃痞为多见，如《景岳全书·痞满》所谓："怒气暴伤，肝气未平而痞。"

5.脾胃虚弱

素体脾胃虚弱，中气不足，或饥饱不匀，饮食不节，或久病损及脾胃，纳运失职，升降失调，胃气壅塞，而生胃痞，正如《兰室秘藏·中满腹胀》所论述的因虚生胃痞："或多食寒凉及脾胃久虚之人，胃中寒则胀满，或脏寒生满病。"

胃痞的病机有虚实之分，实即实邪内阻，包括外邪入里，饮食停滞，痰湿阻滞，肝郁气滞等；虚即中虚不运，责之脾胃虚弱。实邪之所以内阻，多与中虚不运，升降无力有关；反之，中焦转运无力，最易招致实邪的侵扰，两者常常互为因果。脾胃虚弱，健运失司，既可停湿生饮，又可食滞内停，而实邪内阻，又会进一步损伤脾胃，终至虚实并见。另外，各种病邪之间、各种病机之间亦可互相影响，互相转化，形成虚实互见、寒热错杂的病理变化，为痞证的病机特点。总之，胃痞的病位在胃，与肝脾有密切关系。基本病机为脾胃功能失调，升降失司，胃气壅塞。

【临床表现】

本病证以自觉胃脘痞塞、满闷不舒为主要临床表现，其痞按之柔软，压之不痛，视之无胀大之形，常伴有胸膈满闷、饮食减少、得食则胀、嗳气稍舒、大便不调、消瘦等症。发病和加重常与暴饮暴食、恣食生冷粗硬、嗜饮浓茶烈酒、过食辛辣等饮食因素，以及情志、起居、冷暖失调等诱因有关。多为慢性起病，时轻时重，反复发作，缠绵难愈。

【诊断】

根据临床表现及纤维胃镜检查、上消化道 X 线钡剂检查、胃液分析等可以诊断。

【鉴别诊断】

1. 胃痛

胃痛与胃痞的病位皆在胃脘部，且胃痛常兼胀满，胃痞时有隐痛，应加以鉴别。胃痛以疼痛为主，胃痞以痞塞满闷为主；胃痛者胃脘部可有压痛，胃痞者则无压痛。

2. 鼓胀

鼓胀与胃痞同为腹部病证，且均有胀满之苦，鼓胀早期易与胃痞混淆。鼓胀腹部胀大膨隆，外有胀大之形；胃痞则自觉满闷痞塞，外无胀大之形。鼓胀按之腹皮急；胃痞胃脘部按之柔软。鼓胀有胁痛、黄疸、积聚等疾病病史；胃痞可有胃痛、嘈杂、吞酸等胃病病史。B 超和纤维胃镜等检查有助于二病证的鉴别。

3. 胸痹心痛

胸痹心痛可有脘腹满闷不舒，胃痞常伴有胸膈满闷，但有病在心胸和病在胃脘二者之不同，应予区别。胸痹心痛属胸阳痹阻，心脉瘀阻，心脉失养为患，以胸痛、胸闷、短气为主症，伴有心悸、脉结代等症状；胃痞系脾胃功能失调，升降失司，胃气壅塞所致，以胃脘痞塞满闷不舒为主症，多伴饮食减少、得食则胀、嗳气则舒等症状。心电图和纤维胃镜等检查有助于鉴别诊断。

【辨证要点】

辨寒热虚实。胃痞绵绵，得热则舒，遇寒则甚，口淡不渴，苔白，脉沉者，多为寒；胃痞势急，胃脘灼热，得凉则舒，口苦便秘，口渴喜冷饮，苔黄，脉数者，多为热；胃痞时减复如故，喜揉喜按，不能食或食少不化，大便溏薄，久病体虚者，多属虚；胃痞持续不减，按之满甚或硬，能食便秘，新病邪滞者，多属实。胃痞寒热虚实的辨证，还应与胃痛互参。

【辨证施食】

（一）湿热中阻

临床表现：胃脘胃痞，灼热急迫，按之满甚，心中烦热，咽干口燥，口渴喜冷饮，身热汗出，大便干结，小便短赤；舌红苔黄，脉滑数。

饮食要点：宜食清利湿热的食品，如淡竹叶、藿香、蒲公英、荷叶、马齿苋、冬瓜、薏苡仁、赤小豆，忌食辣椒、酒、油腻、生冷、甘肥之物等。

【推荐食疗方】

荷叶赤小豆粥

材料：鲜荷叶 1 张，大米 80 g，赤小豆适量。

做法：赤小豆洗净泡水 1 小时，大米洗净泡水半小时，后将赤小豆、大米上火蒸煮 20 分钟，临熟将鲜荷叶 1 张洗净盖粥上，温火焖少许时，揭去荷叶，粥呈淡绿色，调匀服之。

功效：鲜荷叶、赤小豆均有清热利湿之效；大米能够固护胃气，使之清热利湿而不伤胃气。

黄花冬瓜汤

见本章第一节"黄花冬瓜汤"。

薏苡仁赤小豆汤

材料：薏苡仁 30 g，赤小豆 20 g，冰糖适量。

做法：将薏苡仁、赤小豆洗净放入水中浸泡半小时，后将赤小豆、薏苡仁及水置于锅中大火烧开，再转小火温煮 20 分钟，可根据自身口味加入适量冰糖，即可食用。每周食用 2 ~ 3 次，不可长期服用。

功效：清热利湿。

桃仁薏苡仁粥

材料：桃仁 10 g，薏苡仁 50 g，冬瓜子 15 g，鱼腥草 15 g，白糖适量。

做法：将桃仁、冬瓜子、鱼腥草共煎，去渣取汁，加水与薏苡仁煮成稀粥，加白糖适量服用。

功效：健脾利湿、清热解毒。

地黄桂心酒

材料：干地黄、桂心、干姜、川椒各 20 g，芦根 20 g，泽泻 100 g，白酒 3 000 mL。

做法：上述食材同置锅内，加盖，文火蒸 20 ~ 30 分钟，滤除药渣，储存备用。每日 2 次，每次温服 15 ~ 20 mL。

功效：健脾利湿清热。

常青扁豆汤

材料：粳米 150 g，薏苡仁 20 g，赤小豆 20 g，冬瓜仁 15 g，白扁豆 15 g。

做法：将上述食材洗净，加水熬制成粥。

功效：清热利湿。

（二）饮食停滞

临床表现：胃脘胀满，按之尤甚，嗳腐吞酸，恶心呕吐，厌食，大便不调；苔厚腻，脉弦滑。

饮食要点：宜食消食导滞的食品，如山楂、麦芽、鸡内金、萝卜等。忌油腻食品，如肥肉、烤肉、炸油条，少食土豆、地瓜等淀粉含量较多的食物及豆腐等豆类产气较多的食物。

【推荐食疗方】

三仙茶

材料：神曲 30 g，炒萝卜籽 10 g，麦芽 10 g。

做法：将上述三种食材放入水中大火烧开，小火煎煮 20 分钟，即可食用。每天 3 次，饭后服用，连服 3 天。

功效：行气消食和胃。

山楂鸡内金散

材料：山楂肉 90 g，鸡内金 30 g。

做法：上述食材炒焦后研成细末，每次 15 g，用温开水送服，每日 2 次，饭后服用，连服 3 天。

功效：消食导滞健胃。

麦芽粥

材料：麦芽 30 g，大米 80 g。

做法：将麦芽、大米洗净，蒸煮 20 分钟后服用。

功效：益气消食和胃。

健脾消滞汤

材料：炒谷芽 10 g，炒麦芽 10 g，陈皮 1/6 个，鸡内金 5 g，淮山药 30 g，芡实 15 g，猪横脷 1 条，蜜枣 2 枚，生姜 3 片，食盐适量。

做法：猪横脷洗净切片，先焯水，淮山药去皮稍浸泡，芡实稍浸泡，所有食材（除食盐外）加适量清水同煲 1 小时左右，以食盐调味即可。

功效：健脾胃、消积滞。老少咸宜，尤其适合小儿，可开胃助消化。

砂仁陈皮汤

材料：砂仁 5 ~ 10 g，陈皮 10 g，少许姜片，食盐适量。

做法：将洗净的砂仁、陈皮、姜片一同放入锅中煎煮 30 分钟，加食盐调味即可。

功效：理气温脾、行气醒胃。

（三）痰湿内阻

临床表现：脘腹胃痞，闷塞不舒，胸膈满闷，头重如裹，身重肢倦，恶心呕吐，不思饮食，口淡不渴，小便不利；舌体胖大，边有齿痕，苔白厚腻，脉沉滑。

药食同源调

脾胃

药膳

饮食要点：宜食利湿化浊的食品，如砂仁、白豆蔻、赤小豆、荷叶、薏苡仁。忌油炸食物、羊肉、狗肉、辣椒、酒类等助火之品。

【推荐食疗方】

山药冬瓜汤

见第三章第三节"山药冬瓜汤"。

鲤鱼养生汤

材料：鲤鱼1条，荜茇5 g，另备料酒、葱末、姜末、食盐适量。

做法：将鲤鱼去鳞，去内脏，收拾干净。将荜茇、鲤鱼、葱末、姜末放入锅中，加料酒，再加水没过鲤鱼，水开后改小火炖制40分钟，加食盐调味即可。

功效：健脾和胃、利水下气。

薏苡仁粥

见第三章第三节"薏苡仁粥"。

珍珠薏苡仁丸

材料：猪肉200 g，薏苡仁150 g，另备蛋清、淀粉、料酒、生抽、老抽、味精、食盐适量。

做法：猪肉切末，加入蛋清、淀粉搅拌成馅，加入适量料酒、生抽、老抽、食盐、味精调味，做成小丸子；薏苡仁淘洗干净，在肉丸外面裹上薏苡仁，放入蒸锅内蒸熟即可。

功效：健脾化湿、益气和胃。

藿香薏苡仁粥

材料：藿香15 g，蒲公英20 g，薏苡仁50 g。

做法：先将蒲公英洗净，与薏苡仁共煮粥，待粥将熟时下藿香，粥熟即成。早、晚空腹各服1剂。

功效：健脾利湿。

（四）肝郁气滞

临床表现：胃脘胃痞闷塞，脘腹不舒，胸膈胀满，心烦易怒，喜太息，恶心嗳气，大便不爽，常因情志因素而加重；苔薄白，脉弦。

饮食要点：宜食疏肝和胃的食品，如玫瑰花、佛手、山药、萝卜。忌食壅阻气机的食物，如豆类、红薯、南瓜。

【推荐食疗方】

菠菜养肝汤

材料：菠菜 500 g，羊肝 500 g，食盐和麻油适量。

做法：锅中放水，烧开后，加入羊肝煮熟后放入洗净择好的菠菜，加入适量食盐、麻油后起锅即可。

功效：清肝明目，养血润燥。

菊芹粥

材料：白菊花 15 g，连根芹菜 30 g，绿豆 30 g，薏苡仁 150 g，去皮荸荠 20 g。

做法：先将白菊花与连根芹菜一起入锅煮，煮好后放入绿豆、薏苡仁和去皮荸荠一起煮粥，每天分两次食用。

功效：疏肝理气。

合欢花粥

见本章第一节"合欢花粥"。

白梅花粥

材料：粳米 200 g，白梅花 10 g。

做法：把粳米放在锅中浸泡，加入适量的开水，小火熬煮，并不停地搅拌，等粳米熬成粥时再加入洗干净的白梅花，调拌均匀再煮 5 分钟左右即可。

功效：化痰祛湿、疏肝和胃功效，能缓解肝气郁结所引起的胸肋部胀痛、食欲减退和眩晕。

葱煮柚子皮

材料：新鲜柚子皮适量，香葱 2 根，食用油、食盐适量。

做法：把新鲜柚子皮放在小火上烤后放在清水中浸泡一天，然后切成块放在锅中煎煮，煮熟之后再放入香葱、食用油和食盐。

功效：疏肝解郁及下气化痰。

（五）脾胃虚弱

临床表现：胃脘痞闷，胀满时减，喜温喜按，食少不饥，身倦乏力，少气懒言，大便溏薄；舌质淡，苔薄白，脉沉弱或虚大无力。

饮食要点：宜食营养丰富、健脾养胃的食品，如白扁豆、莲子、芡实、茯苓、山药、薏苡仁、南瓜、黑木耳、百合。忌食易损伤脾胃的食品，如咖啡、韭菜、辣椒、酒类，同时还要少食用热性的、刺激性的食物，如辣椒、豆类、芹菜。

【推荐食疗方】

炮姜白术粥

材料：炮姜6g，白术15g，糯米30g，山药30g，花椒少许。

做法：将炮姜、白术、花椒、山药用纱布包好，先煮20分钟，纳入糯米，煮至粥熟，去药包服食，每日1剂。

功效：益气健脾、温阳散寒。

鲈鱼健脾汤

见本章第一节"鲈鱼健脾汤"。

大枣芡实糯米粥

材料：糯米100g，芡实30g，大枣6枚，糖或盐适量。

做法：大枣去核切成小块，与洗好的糯米、芡实一同放在锅里，加入适量的水煮粥。粥成后按个人喜好放入糖或盐调味，即可食用。

功效：大枣益气补血，芡实益肾健脾，与糯米同煮成粥，可养气血、健脾胃、强体质、美容颜，是男女老少咸宜的佳品，尤其适合小孩、老人食用。

板栗烧土鸡

材料：土鸡半只，板栗10个，姜片、香葱、蒜头、香菜、老抽、白糖、食用油、生抽适量。

做法：把土鸡清理、冲洗干净，切块备用。下食用油热锅，爆香蒜头，倒入土鸡块大火翻炒至变色，加入适量的老抽、白糖，再加适量的水没过鸡块，倒入板栗、姜片，加适量的生抽烧开后中火焖30分钟至鸡肉软烂、板栗粉糯，撒入香葱、香菜，大火收汁即可。

功效：温中益气、补精添髓。

砂仁黄芪猪肚

材料：砂仁6g，黄芪30g，猪肚60g，食盐适量。

做法：将猪肚、砂仁和黄芪洗干净，然后将准备好的砂仁和黄芪放入猪肚中。将准备好的猪肚放入锅中，加入适量的清水，大火烧开之后小火慢炖，直到猪肚烂熟之后加入适量的食盐调味，即可食用。

功效：补脾健胃、补虚强壮、补气升阳。

（六）胃阴不足

临床表现：胃脘痞闷，嘈杂，饥不欲食，恶心嗳气，口燥咽干，大便秘结；舌红少苔，脉细数。

饮食要点：宜食益气养阴的食品，如玉竹、乌梅、山药、百合、枸杞子、大枣。忌食辛辣油腻食物，少食羊肉、牛肉等辛热食物。

【推荐食疗方】

山药百合大枣粥

见本章第一节"山药百合大枣粥"。

沙参淮山药花胶汤

材料：沙参 20 g，淮山药 20 g，花胶 50 g，猪瘦肉 300 g 或鸡半只，食盐适量。

做法：鸡或猪瘦肉焯水去净血污；花胶浸泡，其他配料洗净。将肉和所有配料（除食盐外）倒进煲内，加入适量沸水，用大火煮沸，沸腾后转用小火煲 1.5 小时，加入食盐调味即可食用。

功效：养阴益胃、补虚健脾。

石斛麦冬山药炖水鸭

材料：石斛 15 g，麦冬 10 g，山药（干）30 g，水鸭 500 g，生姜 3 片，食盐适量。

做法：将水鸭斩件焯水，用生姜和食盐腌制片刻。前四种食材洗净放入锅中，加水 2 500 mL，大火烧开后转小火煮 1.5 小时后下食盐调味即可食用。

功效：滋阴益胃、补虚健脾。

西洋参海参炖瘦肉

材料：西洋参 5 g，海参 1 条，猪瘦肉 500 g，枸杞子 5 g，食盐适量。

做法：海参泡发并去内脏，洗净备用。炖盅里加水 1 000 mL，放入西洋参、海参、猪瘦肉、枸杞子，盖上炖盅盖，隔水蒸炖 2 小时后下食盐调味即可食用。喝汤吃渣，功效更佳。

功效：滋阴补气健脾、强身开胃。

石斛瘦肉汤

材料：石斛 10 ~ 15 g，猪瘦肉片 200 g，姜片少许。

做法：将石斛隔水炖 1 个小时后用捣臼捣烂，再加入猪瘦肉片、少许姜片，同煲 1 小时。

功效：滋阴降火、和胃止痛。

第三节　噎膈

噎膈是由于食管干涩，食管、贲门狭窄所致的以咽下食物梗塞不顺，甚则食物不能下咽到胃，食入即吐为主要临床表现的一类病证。噎即梗塞，指吞咽食物时梗塞不顺；膈即格拒，指食管阻塞，食物不能下咽到胃，食入即吐。噎属噎膈之轻证，可以单独为病，亦可为膈的前驱表现，故临床统称为噎膈。本病发病年龄段较高，多发于中老年男性。

西医学中的食管癌、贲门癌，以及食管炎、贲门痉挛、食管憩室、弥漫性食管痉挛等疾病，出现吞咽困难等噎膈表现时，可参考本节辨证论治。

【病因病机】

噎膈的病因主要为七情内伤、饮食所伤、年老肾虚等。

1. 七情内伤

以忧思恼怒多见。忧思伤脾则气结，脾伤则水湿失运，滋生痰浊，痰气相搏；恼怒伤肝则气郁，气结气郁则津行不畅，瘀血内停，已结之气，与后生之痰、瘀交阻于食管、贲门，使食管不畅，久则使食管、贲门狭窄，而成噎膈，如《医宗必读·反胃噎塞》说："大抵气血亏损，复因悲思忧恚，则脾胃受伤，血液渐耗，郁气生痰，痰则塞而不通，气则上而不下，妨碍道路，饮食难进，噎塞所由成也。"

2. 饮食所伤

嗜酒无度，过食肥甘，恣食辛辣，助湿生热，酿成痰浊，阻于食管、贲门，或津伤血燥，失于濡润，使食管干涩，均可引起进食噎塞，而成噎膈。此外，饮食过热，食物粗糙发霉，既可损伤食管脉络，又可损伤胃气，气滞血瘀阻于食管、贲门，也可造成噎膈，如《临证指南医案·噎膈反胃》谓："酒湿厚味，酿痰阻气，遂令胃失下行为顺之旨，脘窄不能纳物。"

3. 年老肾虚

年老肾虚，精血渐枯，食管失养，干涩枯槁，发为此病。若阴损及阳，命门火衰，脾胃失于温煦，脾胃阳虚，运化无力，痰瘀互结，阻于食管，也可形成噎膈。《医贯·噎膈》曰："惟男子年高者有之，少无噎膈。"《金匮翼·膈噎反胃统论》曰："噎膈之病，大都年逾五十者，是津液枯槁者居多。"

噎膈的病因常相互影响，互为因果，共同致病，形成本虚标实的病理变化。初起以邪实为主，随着病情发展，气结、痰阻、血瘀愈显，食管、贲门狭窄更甚，邪实有加；又因胃津亏耗，进而损及肾阴，以致精血虚衰，虚者愈虚，两种因素相合，而成噎膈重症。部分患者病情继续发展，由阴损以致阳衰，则肾之精气并耗，脾之化源告竭，终成不救。

噎膈的病位在食管，属胃气所主，与肝、脾、肾也有密切关系。基本病机是脾、胃、肝、肾功能失调，导致津枯血燥，气郁、痰阻、血瘀互结，而致食管干涩，食管、贲门狭窄。

【临床表现】

本病开始多为噎，久则渐发展成膈而噎膈并见。进食困难的表现一般是初起为咽下饮食时胸膈部梗塞不顺，有一种食物下行缓慢或停留在食管某一部位不动之感，食毕则消失，这种感觉常在情志不舒时发生。此阶段食物尚可下咽，只是进食固体食物时发生困难，随着梗塞症状的日渐加重，进食流质类饮食亦发生困难，以致不能进食，或食后随即吐出。吐出物为食物、涎沫，量不大，甚者吐出物为赤小豆汁样，说明有出血。本病常伴有疼痛，其出现有早有晚，开始为进食时胸膈疼痛，粗糙食物更明显，严重者可持续疼痛。随着饮食渐废，病邪日深，正气凋残，患者表现为消瘦、乏力、面容憔悴、精神萎靡，终致大肉尽脱，形销骨立而危殆难医。噎膈病中也有的始终以吞咽食物梗塞不顺为主要表现，并无膈的病象。

【诊断】

（1）咽下饮食梗塞不顺，食物在食管内有停滞感，甚则不能下咽到胃，或食入即吐。

（2）常伴有胃脘不适，胸膈疼痛，甚则形体消瘦、肌肤甲错、精神衰惫等症。

（3）起病缓慢，常表现为由噎至膈的病变过程，常由饮食、情志等因素诱发，多发于中老年男性。

（4）上消化道的 X 线钡剂检查、纤维胃镜及病理组织学检查、食管脱落细胞学检查以及计算机体层成像（CT）检查等有助于早期诊断。

【鉴别诊断】

1. 反胃

两者均有食入复出的症状，因此需要鉴别。反胃为胃之下口障碍，幽门不放，食停胃中，多系阳虚有寒，症状特点是饮食能顺利下口入胃，食停胃中，经久复出，朝食暮吐，暮食朝吐，宿谷不化，食后或吐前胃脘胀满，吐后转舒，吐出物量较多，常伴胃脘疼痛；噎膈为食管、贲门狭窄，贲门不纳，症状特点是饮食咽下过程中梗塞不顺，初起并无呕吐，后期格拒时出现呕吐，系饮食不下或食入即吐，呕吐与进食时间关系密切，食停食管，并未入胃，吐出量较小，多伴胸膈疼痛。

2. 梅核气

梅核气属郁病中的一种证型，主要表现为自觉咽中如有物梗塞，咳之不出，咽之不下，噎膈有时也伴有咽中梗塞不舒的症状，故二者应进行鉴别。梅核气虽有咽中梗塞感，但此感觉多出现在情志不舒或注意力集中于咽部时，进食顺利而无梗塞感，多发于年轻女性；噎膈的梗塞部位在食管，梗塞出现在进食过程中，多呈进行性加重，甚则饮食不下或食入即吐，多发于老年男性。

【辨证要点】

辨标本虚实因忧思恼怒，饮食所伤，寒温失宜，引起气滞、痰结、血瘀阻于食管，食管狭窄所致者为实；因热饮伤津，房劳伤肾，年老肾虚，引起津枯血燥，气虚阳微，食管干涩所致者为虚。症见胸膈胀痛、刺痛，痛处不移，胸膈满闷，泛吐痰涎者多实；症见形体消瘦，皮肤干枯，舌红少津，或面色苍白，形寒气短，面浮足肿者多虚。新病多实，或实多虚少；久病多虚，或虚实并重。邪实为标，正虚为本。

【辨证施食】

饮食原则为要少食多餐，食量逐渐增加，可进食一些高营养、高蛋白、易消化的软食，如肝泥、蒸蛋、豆腐、乳酸酪、有营养的汤；多食新鲜蔬菜，如萝卜、豆芽、丝瓜。新鲜蔬菜中含有一种干扰素诱生剂，能抑制肿瘤的发生。放射治疗（简称放疗）、化疗者可增加一些抗肿瘤的食物，如慈菇、菱角及增加机体免疫力的食物，如香菇、蘑菇。避免海腥发物、刺激及煎炸、烧烤等的食物，以及碳酸饮料；禁烟、酒。

（一）痰气交阻

临床表现：进食梗阻，脘膈痞满，甚则疼痛，情志舒畅则减轻，精神抑郁则加重，嗳气呃逆，呕吐痰涎，口干咽燥，大便艰涩；舌质红，苔薄腻，脉弦滑。

饮食要点：饮食宜少渣，半流食，少食多餐，可选瘦肉、鱼、蛋、肝、虾、甲鱼、豆腐、豆腐皮、冬瓜、丝瓜、香菇、木耳、花菜等；宜食行气化痰、健脾和胃的食物，如砂仁、陈皮、茯苓、佛手、萝卜；忌辛辣刺激性食物，戒烟酒。

【推荐食疗方】

猪脂方

材料：杏仁、松子仁、白蜜、橘饼各 125 g，猪脂 1 杯。

做法：将杏仁、松子仁、橘饼研末，置入猪脂中，放入白蜜，即可服用。每次 15 g，每日 2 次。

功效：化痰顺气。

竹沥生姜汁

材料：鲜竹沥 50 g，生姜 30 g。

做法：鲜竹沥、生姜分别捣碎挤出汁，将制出的鲜竹沥汁、生姜汁以 2：1 比例混合，即可服用，每次 5 mL，每日 3 次。若呕吐赤小豆样物者，可搭配三七粉 1 g，混入竹沥生姜汁中共同服用。

功效：化痰行气。

薏苡仁粥

见第三章第三节"薏苡仁粥"。

丁香梨

材料：大雪梨 1 个，丁香 15 粒，冰糖 20 g。

做法：将大雪梨去皮，用竹签均匀扎 15 个小孔，每个孔内放入 1 粒丁香，再把大雪梨放入大小合适的盅内，盖好盅盖蒸 30 分钟，把冰糖加少许水溶化，熬成糖汁，在梨浇上冰糖汁，每日服 1 剂。

功效：行气化痰。

陈皮白萝卜水

材料：白萝卜 100 g，陈皮 10 g。

做法：将白萝卜洗净，带皮切片，与陈皮一起放入锅中，大火烧开后，小火煮 15 分钟，可加入适量冰糖佐味。

功效：行气化痰。

（二）津亏热结

临床表现：进食时梗涩而痛，水饮可下，食物难进，食后复出，胸背灼痛，形体消瘦，肌肤枯燥，五心烦热，口燥咽干，渴欲饮冷，大便干结；舌红而干，或有裂纹，脉弦细数。

饮食要点：宜食高热量、高蛋白饮食，以藕汁、牛奶等流质为主，少食多餐，每次量 250 ~ 300 mL，缓缓服用，5 ~ 6 次 / 天；多饮淡盐水，以防水、电解质紊乱。宜食养阴生津、泻热和胃的食物，如玉竹、桑叶、百合、白扁豆、桑葚、生姜汁。阴虚者多食牛乳、蜂蜜、甲鱼、淡菜、银耳、鸡蛋之类，多饮梨汁、荸荠汁。

【推荐食疗方】

五汁饮

材料：梨汁、藕汁、甘蔗汁、牛乳、姜汁各 10 mL。

做法：以上食材汁混合服用，可少量频频饮服。

功效：养阴生津。

鹅血方

材料：鹅血 100 mL，鹅肉 50 g，山药 30 g，沙参 15 g，玉竹 15 g。

做法：鹅肉洗净切块，鹅血切块，山药削皮切块，沙参、玉竹洗净。以上食材同煮至肉熟，过滤后饮汤，2 天服用 1 次。

功效：益气养阴。

蜜饯雪梨

材料：雪梨或鸭梨 500 g，蜂蜜 250 g。

做法：雪梨或鸭梨洗净，去柄、核，切片，放在锅中，加水适量，煮至七成熟烂，水将耗干时加水和蜂蜜，再以小火煎煮熟透，收汁即可，待冷，放瓶罐中备用。随时服用。

功效：滋阴润燥、清心安神。

芡实煮鸭

材料：芡实 20 g，鸭肉 100 g，葱、姜、食盐、料酒适量。

做法：将鸭肉洗净焯去血水，芡实洗净，同鸭肉一起放入砂锅内，加葱、姜、食盐、料酒、清水适量，用武火烧沸后，转用文火煮 2 小时，至鸭肉酥烂后食用。

功效：补益脾胃、滋阴养胃。

山药麦冬鸽子汤

材料：山药 80 g，玉竹、麦冬、枸杞子各 20 g，鸽子肉 80 g，食用油、食盐、味精适量。

做法：将鸽子肉洗净切块，放入沸水中煮 3 分钟，捞起，备用。油锅烧热，放入鸽子肉煎炒片刻，然后加入高汤或清水煮，水煮沸后将鸽子肉及汤倒进瓦煲中，再把洗净的山药、玉竹、麦冬、枸杞子也放入瓦煲中，小火炖 1 小时左右，炖好前加入食盐、味精等调味即可，饮汤食肉。

功效：益气养阴。

（三）瘀血内结

临床表现：进食梗阻，胸膈疼痛，食不得下，甚则滴水难进，食入即吐，面色暗黑，肌肤枯燥，形体消瘦，大便坚如羊屎，或吐下物如赤小豆汁，或便血；舌质紫暗，或舌红少津，脉细涩。

饮食要点：食物宜细软，多汤汁，可选用乳类、蛋类、肉糜、碎菜等，忌粗糙、坚硬、油炸、厚味之品，忌食生冷性寒之物。

【推荐食疗方】

陈皮当归鸡蛋汤

材料：陈皮 10 g，当归 12 g，鸡蛋 2 个。

做法：水适量加入上述材料同煮，大火烧开后再煎煮 15 分钟，饮汤食蛋。

功效：化痰散瘀。

红花桃仁饮

材料：红花 20 g，桃仁 15 g，大枣 6 枚。

做法：水适量加入上述材料同煮，大火烧开后小火煎煮 20 分钟，煎煮至 50 mL，每日 1 次。

功效：活血化瘀、润肠通便。

羊乳饮

材料：羊乳 250 g，竹沥水 15 g，蜂蜜 20 g，韭菜汁 10 g。

做法：羊乳煮沸后加竹沥水、蜂蜜、韭菜汁后，再煮沸。代茶饮。

功效：理气活血化痰、益气养阴。

双花茶

材料：玫瑰花 9 g，月季花 9 g。

做法：将玫瑰花、月季花放入杯中，沸水冲泡，代茶饮。

功效：活血化瘀、行气止痛。

当归蛋

材料：当归 15 g，香附 10 g，鸡蛋 2 个。

做法：首先把当归、香附、带壳的鸡蛋洗干净，然后加入适量水，大火烧开后煮 10 分钟。待鸡蛋熟了后，把鸡蛋剥壳再放入水中小火煮 10 分钟，晾凉后可连汤食用。

功效：活血化瘀理气。

（四）气虚阳微

临床表现：进食梗阻不断加重，饮食不下，面色苍白，精神衰惫，形寒气短，面浮足肿，泛吐清涎，腹胀便溏；舌淡苔白，脉细弱。

饮食要点：宜食温补脾肾、益气温阳的食品，如韭菜、胡桃、山药、羊肉、牛肉、鸡肉、牛乳、猪瘦肉、豆制品，可用禽蛋类血肉有情之品作羹。忌生冷瓜果、寒凉食品。

【推荐食疗方】

参芪干姜鸽肉汤

材料：党参、黄芪各 30 g，干姜 10 g，鸽子 1 个（去皮毛及内脏），食盐适量。

做法：以上食材（除食盐外）洗净后加水适量炖至鸽子熟，撒上食盐调味食用。

功效：益气温阳。

韭汁牛奶饮

材料：牛奶 250 mL，新鲜韭菜、新鲜生姜各适量。

做法：分别将新鲜韭菜、新鲜生姜洗净切碎，用纱布绞汁，取韭菜汁 40 mL，生姜汁 10 mL，与牛奶混合和匀，隔水炖热。稍温饮服。

功效：消瘀行血、益气温阳。

胡桃枝煮蛋

材料：胡桃枝 120 g，鸡蛋 4 个。

做法：先将胡桃枝洗净剪碎，加水适量，煎至 30 分钟，放入鸡蛋，煮熟去壳，用竹签在鸡蛋上扎多个小孔，再煎 1 小时后去渣取蛋。每次空腹食鸡蛋 2 个，每日两次。

功效：解毒温阳、镇痛补血。

韭菜炒虾仁

材料：虾仁 300 g，韭菜 150 g，生姜 3 片，食用油、食盐适量。

做法：将虾仁洗净；韭菜择净、切段。锅内加油，放入虾仁和生姜翻炒，用小火炒 4 分钟左右，待虾仁入味后，再加韭菜翻炒至熟，加食盐调味即可。

功效：温中补阳。

党参黄芪炖鸡汤

材料：党参 50 g，黄芪 60 g，大枣 20 g，桂圆 20 g，鸡肉、食盐适量。

做法：鸡肉剁成块，鸡块入凉水锅中煮开，然后捞出冲净沥干；大枣和桂圆用清水冲洗一下；党参和黄芪用清水浸泡 3 ~ 5 分钟，之后捞出冲净沥干。所有材料（除食盐外）放入电压锅内胆中，注入清水 1 500 mL，选择"煲汤"档即可。食用前加食盐调味。

功效：补气养血、温阳健脾。

附：反胃

反胃又称翻胃、胃反，有食久翻出之意。反胃是以饮食入胃，停留不化，脘腹痞胀，隔时吐出为主症的病证。临床以朝食暮吐，暮食朝吐，或食入后一两个小时吐出，或停留一昼夜而复吐出为其特点。

【病因病机】

本病的病因病机，常见的有如下几种：

1. 饮食不节

恣食生冷，饥饱不均，或暴饮暴食，损伤脾胃，中阳虚损，水谷不得磨化，停积不下，随气逆而吐出。

嗜食烟酒或贪肥甘酒酪，或过食辛辣燥烈之品，蕴热生毒，毒热之气，熏伤胃腑，胃气不得和降，宿谷不化，渐成反胃之证。

2. 情志内伤

忧思不解，恚怒难舒，使肝气郁结，脾气呆滞，肝脾失和，气机不畅，久则湿浊不化，凝结为痰饮，痰饮与宿食搏结，停阻不下而成反胃。

3. 劳倦体衰

劳役不当，房事不节，或年老脾亏，都可致阳气虚衰，中阳不足，脾失运化，痰浊内生，停积胃脘，胃失温煦，水谷不化，渐成反胃之证。或久病或年老阳衰，命火亏虚，失于温煦生化，则寒湿内盛，致成阳衰寒盛的反胃证。

4. 跌扑损伤

跌扑挫压，或手术损伤，湿浊黏滞，皆可阻碍气机，水谷不得运化，停积胃中，使胃失和降，气逆而成反胃。

【诊断】

（1）以饮食入胃停留不化，脘腹痞胀，隔时吐出为主要表现。

（2）常伴有胃痛、胃胀、反酸、口苦等症。

（3）常由饮食、情志等因素诱发，各年龄均可见。

（4）上消化道 X 线钡剂检查、胃镜及病理组织学检查及 CT 检查等有助于诊断。

【鉴别诊断】

1. 呕吐

呕吐多与进食时间无规律，或食已即吐，或不食亦吐，吐出物为食物，胃中痰涎黏液，或吐酸苦水，且常反复不已。

2. 噎膈

噎膈虽可有呕吐，多发于中、晚期，有明显的吞咽时哽噎不顺，以及全身性消耗症状，较易鉴别。

【辨证要点】

反胃病的辨证，要先掌握其病证特点，一是详询病史，必先有胃脘病的证候，或痛，或呕，或泛酸、嘈杂，或痞满胀闷等，迁延较久而成；二是反胃吐食的时间比较规律，如朝食暮吐、暮食朝吐；三是吐物为不化的宿食，且以阳虚者为多见，吐物无明显的食腐味，或混有痰涎，或吐食后吐出血丝；四是因反胃呕吐，腹中空虚，故按之腹濡软，或因水食停宿，腹部推之辘辘有声。根据这些特点，较容易诊断。

1. 辨虚实

此病以脾胃先伤而后反胃吐食，故以虚证、本虚标实证为主。初起脾胃虽伤但证情不重，常朝食暮吐、暮食朝吐，次数少，时间不规律，吐出宿食混有不消化的食物，量较多，偏于实证。进食与吐出时间间隔逐渐缩短，吐出次数增多，吐出宿食不化，或痰涎水液，量少，为虚。同时从整体情况看，面色萎黄，倦怠神疲，食少便溏，形体消瘦，甚则形寒胃冷，面浮足肿，二便不行，或便溏尿频，为虚证；面色晦暗，脘腹痞满，按之不适或疼痛，或嗳气呃逆，大便燥结，为本虚标实，偏于实证。

2. 察病性

本病性质有寒、热、瘀、痰之不同。临床应从吐出物、胃脘部症状及兼证来加以鉴别。但此病的形成多脾胃阳虚，胃中寒冷，或久病阳衰，命门之火失于温煦，而寒湿内盛，吐出物为宿食、痰涎、清水，胃部有脘痞，少食，兼见形寒畏冷、身倦神疲、手足不温、头眩、心悸等。若为湿浊内生，蕴郁化热，湿热停积的反胃，吐出宿谷，水液混浊，有酸腐味，胃部有胃脘嘈杂，脘腹痞满，按之闷痛，兼见有口苦、便燥、小溲色黄、量少。若痰气交阻、水液停聚为痰浊水饮，证见吐出物为痰涎白沫，不拘已食未食，胃部常胸膈痞满，嘈杂难耐，兼见有眩晕、心悸，胃中水鸣，大便不爽，舌苔白腻。若为挫伤或久病络瘀，阻碍气机，水食不化的反胃，证见吐出宿食，或褐色浊液，有胃刺痛，胸膈闷胀痛，拒按，兼见便黑，大便不爽，或腹中有坚硬块，舌质紫暗有瘀斑等。

（一）脾胃虚寒

临床表现：脘痞食少，暮食朝吐，朝食暮吐，吐出宿谷不化，多清稀水液，便溏，体倦乏力，面色㿠白，甚者吐出清涎稀水，混杂少量完谷，精神萎靡，腰膝酸软，二便不行，或大便稀溏，溲短清长，头眩心悸；舌淡苔白，脉虚缓无力，或沉迟细弱。

饮食要点：宜食温补脾胃、行气降浊的食品，如小茴香、生姜、肉桂、南瓜、大枣。

【推荐食疗方】

生姜大枣汤

材料：新鲜带皮生姜数块，大枣 6 枚。

做法：将生姜每块切成两半，挖空中心藏入大枣 1 枚，再合好，放炭火上煨生姜至焦黑后取大枣食。

功效：温阳散寒、补中益气、养血安神。

姜橘红糖茶

材料：生姜 5 g，橘皮 5 g，红糖适量。

做法：将生姜切片，晒干洗净的橘皮剪碎，加清水 1 大碗，煮沸后用文火煮 20 分钟，再加红糖即成。每天 2 ~ 3 次饮服，连服 2 周。

功效：散寒暖胃、活血调经。

山药桂圆汤

材料：山药 50 g，桂圆肉 15 g，饴糖 2 匙。

做法：将山药洗净、去皮，切成块状，与桂圆肉一起煮沸后用文火煮 20 分钟，再加饴糖即成。每天 2 ~ 3 次饮服，连服 2 ~ 4 周。

功效：补益脾胃、养血安神。

黄芪党参鸡肉粥

材料：黄芪 20 g，党参 20 g，生姜少量，鸡肉 250 g，大米 80 g，食盐适量。

做法：将生姜切丝，鸡肉切块腌制，大米与党参、黄芪一起同煮成粥，加鸡肉煮熟，后加入食盐调味即可。

功效：补气温中、健脾养胃。

胡椒猪肚汤

材料：猪肚 1 个，白胡椒 15 g，蜜枣 2 枚，山楂 10 g，生姜、大葱、淀粉（生粉）、食盐适量。

做法：将猪肚翻转除去脂肪，用食盐和淀粉擦匀搓揉，反复以清水冲洗 3 次，除去骚臭味，再汆水 3 分钟，捞起用刀切除残留的白色肥油，而后用冷水清洗干净；将生姜洗净，切成薄片，山楂洗净，大葱洗净、切段。将白胡椒、生姜片、山楂放入猪肚，以竹签封住备用。在砂煲中加入适量清水，煮沸后投入上述猪肚，并加入蜜枣、大葱，用武火煮沸，再转为文火，煨 2 个小时左右熄火，捞出猪肚，用剪刀（或切刀）剪切成细条状，加入熬制好的汤汁，撒入适量食盐调味，吃肉饮汤。

功效：温中健脾、祛寒止呕。

（二）痰气交阻

临床表现：经常胸膈痞满，嘈杂，食后尤甚，直至吐出，暂较舒缓，时作嗳气呃逆，朝食暮吐，暮食朝吐，或食后隔时而吐，吐出宿食不化，黏液白沫；舌苔白腻，脉滑或沉。

饮食要点：宜食健脾和胃、行气化痰的食物，如陈皮、佛手、山药、萝卜、砂仁。

【推荐食疗方】

山药萝卜芫荽汤

材料：淮山药 50 g，萝卜 100 g，芫荽 1 把，食盐适量。

做法：将淮山药、萝卜洗净，去皮，切成块状；芫荽切成小段。淮山药、萝卜加适量的清水，煮沸后用文火煮 20 分钟，再加入芫荽，煮片刻后加适量食盐即成。每天 2 ~ 3 次饮服，连服 2 周。

功效：行气化痰、健脾消食。

山楂麦芽饮

材料：生山楂 30 g，炒麦芽 30 g，红糖适量。

做法：生山楂、炒麦芽加适量的清水同煮，煮沸后用文火煮 20 分钟，再加红糖即成。每天 2 ~ 3 次饮服，连服 2 ~ 4 周。

功效：行气消食开胃。

陈皮青萝卜老鸭煲

材料：陈皮 20 g，青萝卜 600 g，去皮、去内脏的老鸭 1 只，食盐、葱花、姜末适量。

做法：葱、姜切碎。将陈皮、青萝卜、老鸭放入锅中，先用武火煮沸，后转文火煲约两个半小时，最后调入适量食盐、葱花、姜末即可。

功效：化痰行气。适合脾胃气滞、咳嗽多痰、胃脘胀痛等人食用。

糯米陈皮山药粥

材料：糯米 100 g，枸杞子 20 g，大米 100 g，山药 60 g，食盐适量。

做法：将山药去皮后清洗干净，然后切成小块备用；枸杞子放入清水中泡软。将大米、糯米一起放入锅中熬粥，七成熟左右加入山药，起锅之前加入枸杞子以及适量的食盐。

功效：健脾和胃、行气化痰。

丁香苏叶炖鸭汤

材料：净鸭肉 300 g，丁香 5 g，紫苏叶 10 g，佛手 5 g，葱段 10 g，生姜片 10 g，酱油、白糖、食盐适量。

准备：将净鸭肉切成块，焯水后洗净。将鸭块放入锅内，加入适量水武火烧开，撇去浮沫，放入葱段、生姜片、酱油，改为文火，煮 20 分钟，放入丁香、紫苏叶、佛手，继续文火煮 1 小时，至肉烂，加白糖、食盐调味即可。随餐食用，吃肉喝汤。

功效：消食健运、理气止呕。

（三）湿热积留

临床表现：脘腹胀满、嘈杂，朝食暮吐，暮食朝吐，吐出宿食，有腐臭味，头重身困，口干心烦，小便黄赤；舌红，苔黄厚腻，脉滑数。

饮食要点：宜食健脾化湿清热的食物，如山药、薏苡仁、赤小豆、鲫鱼、冬瓜。

【推荐食疗方】

清炒苦瓜

材料：苦瓜 150 g，食用油、食盐适量。

做法：将苦瓜切丝放入开水中焯 1 遍，以便有效地去除苦瓜的苦味。沥干水分后将准备好的苦瓜放入油锅中爆炒，大约九分熟后就可以根据个人口味适当地加入一些食盐即可食用。

功效：清热燥湿止痢。

鹌鹑祛湿汤

材料：鹌鹑 4 只，薏苡仁、百合各 50 g，姜 3 片。

做法：鹌鹑、薏苡仁、百合、姜备好洗净一同放入砂锅中，加清水适量煲 1.5 小时即可。

功效：清热解暑、祛湿解毒。

三黄虎杖汤

材料：黄芩 15 g，黄连 6 g，黄柏 15 g，虎杖 30 g，丹参 20 g，白糖适量。

做法：黄芩、黄连、黄柏、虎杖、丹参加适量的水煎汤，去渣取汁，加入适量白糖调匀即可。每日早晚温服，连服 10 日为 1 个疗程。

功效：清热燥湿、解毒化瘀。

车前益母羹

材料：车前子 30 g，益母草 15 g，粳米 50 g，豆豉 10 g，葱、食盐、醋适量。

做法：将车前子装入纱布袋中，扎口，并与益母草、豆豉同煎 20 分钟，去渣留汁，放入粳米煮熟，再加少许葱、食盐、醋，熬稠即成。每日 1 剂，分 2～3 次服用。

功效：清热利湿、活血化瘀之。

凉拌三苋

材料：鲜苋菜 100 g，鲜冬苋菜 100 g，鲜马齿苋 100 g，食盐、酱油、醋、味精、香油适量。

做法：鲜苋菜、鲜冬苋菜、鲜马齿苋分别用开水浸至八成熟，捞出，浸入冷水 5～10 分钟，控去水，切段，入食盐、酱油、醋、味精、香油适量拌匀即可。

功效：清热除湿、解毒消肿。

（四）瘀血久积

临床表现：上腹有癥积，或痞满而闷胀，按之硬痛，朝食暮吐，暮食朝吐，吐出宿食不化，或吐褐色黏浊，反复出现脘腹疼痛，或吐血便血；舌质紫暗有瘀斑，脉沉弦。

饮食要点：饮食宜稀软，宜食理气活血化瘀的食品，如金橘、橙子、紫菜、白扁豆、萝卜、山楂、桃仁。禁食酸敛类果品，如柿子、杨梅、石榴等。

【推荐食疗方】

黑木耳羹

材料：黑木耳 6 g，白糖少量。

做法：将黑木耳洗净泡开，入锅煮沸腾后，文火煨烂约半小时，加入白糖调匀即可服用。可适量添加大枣或枸杞子。

功效：活血化瘀、凉血止血。

桃仁粥

材料：粳米 100 g，桃仁、生地黄各 10 g，桂心粉 2 g，红糖 50 g。

做法：桃仁浸泡后，去皮弃尖，洗净；生地黄洗净，洗净后的二药加入适量冷水，武火煮沸，改文火慢煎。30分钟后，除去药渣，将粳米洗净加入药汁中煮粥，粥熟加入桂心粉、红糖。粥的稀稠可根据个人嗜好掌握。每次食一小碗，每天 3 ~ 4 次。

功效：活血化瘀、益气温阳。

黑豆川芎粥

材料：黑豆 30 g，川芎 15 g，粳米 50 g，红糖 5 g。

做法：将川芎水煎去渣，再加黑豆煮熟，再入粳米同煮为粥，放入红糖调味即可。

功效：活血化瘀、行气止痛。

解毒化瘀饮

材料：白头翁 15 g，金银花 30 g，木槿花 12 g，牡丹皮 12 g，赤小豆 12 g，白糖适量。

做法：白头翁洗净切片；金银花、木槿花除去杂质。诸药加水适量，煎煮 40 分钟，去渣取汁，兑入适量白糖，溶化晾温即可。每日分次饮用，7 天为 1 疗程。

功效：清热利湿、凉血祛瘀。

中山四物汤

材料：干黄花菜、黑木耳、豆腐、黄豆芽、生姜、香葱各适量，食盐、花生油、香油、味精、胡椒粉各少许。

做法：把干黄花菜和黑木耳用开水浸泡，黄豆芽、豆腐洗净。黑木耳摘成小朵，豆腐切成麻将块。生姜切丝，香葱切段。锅里烧开水，放少许食盐，把干黄花菜、黑木耳、黄豆芽、豆腐焯水两分钟，捞出沥水备用。锅中倒花生油把豆腐煎成两面橙黄，盛出。再放少许油把葱段、姜丝放入翻炒出香味，加适量水再放进去豆腐、黑木耳、黄豆芽煮开，最后放干黄花菜，待熟后加少许香油、胡椒粉、味精调味即可。

功效：活血化瘀行气。

第四节 呕 吐

呕吐是由于胃失和降、胃气上逆所致的以饮食、痰涎等胃内之物从胃中上涌，自口而出为临床特征的一种病证。对呕吐的释名，前人有两说：一说认为有物有声谓之呕，有物无声谓之吐，无物有声谓之干呕；另一说认为呕以声响名，吐以吐物言，有声无物曰呕，有物无声曰吐，有声有物曰呕吐。呕与吐常同时发生，很难截然分开，因此无细分的必要，故近世多并称为呕吐。

【病因病机】

呕吐的病因是多方面的，且常相互影响，兼杂致病，如外邪可以伤脾、气滞可致食停、脾虚可以成饮。呕吐的病机无外乎虚实两大类，实者由外邪、饮食、痰饮、气郁等邪气犯胃，致胃失和降，胃气上逆而发；虚者由气虚、阳虚、阴虚等正气不足，使胃失温养、濡润，胃失和降，胃气上逆所致。一般来说，初病多实，日久损伤脾胃，中气不足，可由实转虚；脾胃素虚，复为饮食所伤，或成痰生饮，则因虚致实，出现虚实并见的复杂病机。无论邪气犯胃，或脾胃虚弱，发生呕吐的基本病机都在于胃失和降，胃气上逆。《济生方·呕吐》云："若脾胃无所伤，则无呕吐之患。"《温病条辨》也谓："胃阳不伤不吐。"呕吐的病位在胃，与肝、脾有密切的关系。

【临床表现】

呕吐的临床表现不尽一致，常有恶心之先兆，其作或有声而无物吐出，或吐物而无声，或吐物伴有声音；或食后即吐，或良久复出；或呕而无力，或呕吐如喷；或呕吐新入之食，或呕吐不消化之宿食，或呕吐涎沫，或呕吐黄绿苦水；呕吐之物有多有少。呕吐常有诱因，如饮食不节、情志不遂、寒暖失宜及闻及不良气味，皆可诱发呕吐，或使呕吐加重。本病常伴有恶心厌食、胸脘痞闷不舒、吞酸嘈杂等症。呕吐多偶然发生，也有反复发作者。

【诊断】

（1）具有饮食、痰涎、水液等胃内之物从胃中上涌，自口而出的临床特征；也有干呕无物者。

（2）常伴有脘腹不适、恶心纳呆、泛酸嘈杂等胃失和降之症。

（3）起病或缓或急，常先有恶心欲吐之感，多由饮食、情志、寒温不适、闻及不良气味等因素而诱发，也有服用化学药物、误食毒物所致者。

（4）上消化道 X 线钡剂检查、纤维胃镜检查、呕吐物的实验室检查等，有助于脏腑病变的诊断。

【鉴别诊断】

1. 反胃

反胃与呕吐同系胃部病变，同系胃失和降，胃气上逆，同有呕吐，故反胃亦可归属呕吐范畴，但反胃又有其特殊的临床表现和病机，因此呕吐应与反胃相区别。反胃病机为胃之下口障碍，幽门不放，多系脾胃虚寒所致，症状特点是食停胃中，经久复出，朝食暮吐，暮食朝吐，宿谷不化，食后或吐前胃脘胀满，吐后转舒，呕吐与进食时间相距较长，吐出量一般较多；呕吐的病机为胃失和降，胃气上逆，症状特点是呕吐与进食无明确的时间关系，吐出物多为当日之食，呕吐量有大有小，食后或吐前胃脘并非一定胀满。

2. 噎膈

噎膈虽有呕吐症状，但其病位在食管、贲门，病机为食管、贲门狭窄，贲门不纳，症状特点是饮食咽下过程中梗塞不顺，初期并无呕吐，后期格拒时出现呕吐，系饮食不下或食入即吐，呕吐与进食时间关系密切，因食停食管，并未入胃，故吐出量较小，多伴胸膈疼痛，噎膈病情较重，病程较长，治疗困难，预后不良；呕吐病位在胃，病机为胃失和降，胃气上逆，症状特点是进食顺利，食已入胃，呕吐与进食无明确的时间关系，呕吐量有大有小，可伴胃脘疼痛。

【辨证要点】

1. 辨虚实

实证呕吐多由外邪、饮食、情志所伤，起病较急，常突然发生，病程较短，呕吐量多，呕吐如喷，吐物多酸腐臭秽，或伴表证，脉实有力。虚证呕吐，常因脾胃虚寒、胃阴不足所致，起病缓慢，或见于病后，病程较长，吐物不多，呕吐无力，吐物酸臭不甚，常伴有精神萎靡、倦怠乏力等虚弱证候，脉弱无力。

2. 辨呕吐物

吐出物常能直接反映病因、病变的脏腑以及寒热虚实，所以临证时应仔细询问，亲自观察呕吐物。若呕吐物酸腐难闻，多为食积化热；吐黄水苦水，多为胆热犯胃；吐酸水绿水，多为肝气犯胃；吐痰浊涎沫，多为痰饮停胃；泛吐清水，多为胃中虚寒，或有虫积；只呕吐少量黏沫，多属胃阴不足。

3. 辨应止应吐

临证见呕吐患者，并非都要止呕，应区别不同情况，给予正确处理。一般来说，呕吐一证，多为病理反应，可用降逆止呕之剂，在祛除病因的同时，和胃止呕，而收邪去呕止。若属人体自身祛除有害物质的一种保护性反应，如胃中有食积、痰饮、痈脓而致呕吐者，此时不应止呕，待有害物质排除，再辨证治疗；若属误食毒物所致的呕吐，应按中毒治疗，这类呕吐应予解毒，并使邪有出路，邪去毒解则呕吐自止，止呕则留邪，于机体有害；若属服药不当产生的毒性反应，则应减量或停药，除非呕吐剧烈，否则亦不必止呕。

4. 辨可下与禁下

呕吐之病，一般不宜用下法，呕吐可排除痈脓等有害物质，遇此种呕吐，或可涌吐，而不宜下；兼表邪者，下之则邪陷入里，不宜下；脾胃虚者，下之则伤脾胃，不宜下；若胃中无有形实邪，也不宜下，否则徒伤胃气，故仲景有"病人欲吐者，不可下之"之戒。若确属胃肠实热，大便秘结，腑气不通，而致浊气上逆、气逆作呕者，可用下法，通其便，折其逆，使浊气下降，呕吐自止。

【辨证施食】

（一）外邪犯胃

临床症状：呕吐食物，吐出有力，突然发生，起病较急，常伴有恶寒发热，胸脘满闷，不思饮食；舌苔白，脉濡缓。

【饮食要点】

宜进食清淡易消化食物，如大米粥、鸡蛋羹、面条等，忌食辛辣刺激及肉类、烧饼等油腻、质硬食物。

【推荐食疗方】

盐渍生姜

材料：生姜、白糖、食盐适量。

做法：生姜洗净削皮切片，加入白糖、食盐少许，放入干净的玻璃瓶后放入冰箱冷藏1晚，当觉得有恶心症状时放入口中含服，可不吞咽。

功效：温胃散邪止呕。

紫苏粥

见本章第五节"紫苏粥"。

正气添香煲

材料：鸡内金10 g，陈皮5 g，山楂2枚，生姜3片，猪肚50 g，排骨50 g，食盐、酱油、白糖适量。

做法：猪肚切条、排骨切块后与陈皮、山楂、生姜一同放放锅中加水炖至肉软烂，加适量食盐、酱油、白糖，最后将鸡内金研粉，起锅前加入，早晚温服1次。喝汤吃肉不食药材，胃寒重者选用干姜，兼有腹泻者选用炮姜。

功效：行气和胃止呕。

葱白粥

材料：糯米50 g，生姜5片，连须葱5根，食醋适量。

做法：糯米以常法煮粥，临熟时加生姜、连须葱、食醋拌匀，趁热食用。

功效：温胃散寒。

羊肉炖萝卜

材料：羊肉500 g，白萝卜500 g，生姜、花椒、八角、陈皮、料酒、食用盐适量。

做法：羊肉焯水后捞出备用，锅中加入食用油烧热后加入羊肉，放入生姜、料酒、陈皮、八角、花椒爆香，焖煮1小时，再加入白萝卜焖半小时，羊肉熟烂即可。

功效：补中暖胃、益肾壮阳。

（二）饮食停滞

临床表现：呕吐物酸腐，脘腹胀满拒按，嗳气厌食，得食更甚，吐后反快，大便或溏或结，气味臭秽；苔厚腻，脉滑实。

【饮食要点】

宜进食具有消食和胃作用的食物如萝卜、山楂、麦芽等，忌食油腻、油炸食品。

【推荐食疗方】

鸡内金茯苓山药粥

材料：鸡内金 10 g，茯苓 10 g，陈皮 3 g，山药少许，粳米 100 g。

做法：将鸡内金、茯苓、陈皮、山药与粳米淘净，加水 1 000 mL，大火烧沸后，转用小火慢熬至粥成即可。服粥不食药材，若鸡内金研末服，剂量为 3 g。

功效：健胃消食、降逆止恶。

山楂麦芽粥

材料：山楂 15 g，麦芽 15 g，粳米 100 g。

做法：先把山楂、麦芽、粳米洗净，山楂、麦芽先煎水，水滚后倒入粳米煮成粥即可。有反酸的患者请选用炒山楂；有腹泻的患者选用焦山楂；有高脂血症、高血压、冠心病患者选用生山楂。

功效：健脾开胃、消食化积。

陈皮粥

材料：陈皮 10 g，粳米 50 g。

做法：将陈皮、粳米煮粥，煮熟后少量温服。

功效：健脾理气、和胃化痰。

白萝卜鲫鱼汤

材料：白萝卜 1 个（约 250 g），鲫鱼 1 条，生姜 1 块，葱 1 根，食用油、食盐适量。

做法：白萝卜去皮切丝，生姜切片；葱去须、洗净、切段；鲫鱼去鳃、去内脏洗净。锅内加食用油烧热后将鲫鱼煎至两面金黄再加适量开水煮至奶白色，加入白萝卜丝、生姜片煮半小时左右，关火前加入葱段，以食盐调味即可。

功效：疏肝行气、健脾和胃。

通便紫薯粥

材料：紫薯 80 g，大米 50 g，燕麦 25 g，猪瘦肉 50 g，食盐适量。

做法：燕麦提前浸泡 1 小时，紫薯去皮后切块，所有材料一起煮粥，温服。

功效：健脾消积、润肠通便。

（三）痰饮内停

临床表现：呕吐物多为清水痰涎，胸脘满闷，不思饮食，头眩心悸，或呕而肠鸣；苔白腻，脉滑。

【饮食要点】

宜食清淡易消化食物，忌食肉、虾、甜食及生冷食物。

【推荐食疗方】

小米山药黑豆薏苡仁粥

材料：小米 100 g，山药 50 g，黑豆 10 g，薏苡仁 10 g。

做法：山药去皮切块后与其他食材一起用水泡半小时，上火煮，大火烧开后小火煮 20 分钟，服用即可。

功效：健脾开胃、祛湿化痰。

蒜泥海带苗

材料：盐渍海带苗、蒜泥、生抽、食用油适量。

做法：盐渍海带苗用冷水浸泡一夜后洗净，开水氽烫后切碎沥水备用。锅内加少许食用油，加入蒜泥煸香后放入切碎的海带苗，加生抽调味后，加水焖 10 分钟左右即可（咀嚼能力较弱者可以尝试多焖片刻至软糯）。建议每餐用量（少量多餐）30 ~ 50 g。

功效：消食开胃、利尿消肿。

山药冬瓜汤

见第三章第三节"山药冬瓜汤"。

茯苓赤小豆粥

材料：赤小豆 30 g，茯苓粉 30 g，粳米 60 g。

做法：赤小豆、粳米洗净，放入锅中，加清水煮开，小火炖煮 15 分钟后，加入茯苓粉，熬制成粥。可以加白糖调味。

功效：利水渗湿。肾虚者、小便清长者慎服。

鲤鱼养生汤

见本章第二节"鲤鱼养生汤"。

（四）肝气犯胃

临床表现：呕吐吞酸，嗳气频作，胸胁胀满，烦闷不舒，每因情志不遂而呕吐、吞酸更甚；舌边红，苔薄白，脉弦。

【饮食要点】

宜食疏肝和胃的食品，如玫瑰花、佛手、山药、萝卜等。忌食壅阻气机的食物，如豆类、红薯、南瓜等。

【推荐食疗方】

龙口粉丝蒸红脚虾

材料：红脚虾、龙口粉丝、蒜蓉、葱花、生抽、白砂糖、食盐适量。

做法：红脚虾开背，去除虾线后洗净摆盘后加少许食盐；龙口粉丝用温热水泡软切几刀后均匀撒在红脚虾上；锅内加蒜蓉熬香，加入少许生抽、白砂糖调味制成蒜蓉调味汁；蒸锅加水烧开，放入红脚虾蒸熟后取出，淋上蒜蓉调味汁，撒上葱花即可。建议每餐用量（少量多餐）2个左右（生重 80 ～ 100 g）。

功效：行气止呕、化痰和胃。

古法制青皮

材料：青皮 500 g，食盐 150 g，炙甘草 180 g，茴香 120 g，白砂糖 500 g。

做法：先将青皮洗净去瓤，置水中浸去苦味，取青皮与食盐、炙甘草、茴香、白砂糖一起，加适量水煎煮，边煮边搅，以小火焙干离火，去炙甘草、茴香。吃青皮，每次用数片，每日 2 ～ 3 次。

功效：疏肝理气。

玫瑰枣

材料：黑枣 5 枚，玫瑰花适量。

做法：先将玫瑰花研成细粉备用，取黑枣置冷水浸泡后去核，装入玫瑰花粉，放入碗内，隔水蒸熟。稍温吃枣，每日 3 次。

功效：疏肝解郁和胃。

生麦芽青皮汤

材料：生麦芽 50 g，青皮 10 g。

做法：生麦芽和青皮一起放在锅中煎煮，过滤渣取出汁，代茶饮用。

功效：疏肝止痛、升发胃气。可缓解两肋疼痛、食欲减退等症状，但体质虚弱的人尽量少喝。

白菜萝卜豆腐汤

材料：白菜叶 100 g，白萝卜 50 g，豆腐 200 g，味精、食盐适量。

做法：白菜叶洗净，切小片；白萝卜洗净削皮，切片；豆腐切块。锅中加入清水，将白菜叶片、白萝卜片、豆腐块一起炖煮，最后加入食盐、味精调味即可。

功效：和胃下气。

（五）脾胃虚弱

临床表现：饮食稍有不慎，或稍有劳倦，即易呕吐，时作时止，胃纳不佳，脘腹痞闷，口淡不渴，面白少华，倦怠乏力；舌质淡，苔薄白，脉濡弱。

【饮食要点】

宜食健脾养胃的食品，如白扁豆、莲子、芡实、茯苓、山药、薏苡仁、南瓜、黑木耳、百合等。忌食易损伤脾胃的食品，如咖啡、韭菜、辣椒、酒类等。

健脾理气粥

材料：小米 150 g，大枣 5 枚，茯苓 20 g，山药 30 g，豌豆 20 g，红萝卜 50 g。

做法：将上述食材加水煮粥，分 2 次服用，每次 150 ~ 200 mL 服用。

功效：健脾益气、养血和胃。

淮山药石斛鱼片汤

材料：石斛 10 g，淮山药 150 g，鱼肉 250 g，食用油、姜片、食盐适量。

做法：石斛、淮山药洗净，用清水浸泡 30 分钟。洗净鱼肉，切片，锅烧热后加 2 汤匙食用油，爆香姜片，然后放入鱼片大火爆炒 1 分钟，盛入汤锅内，注入适量清水，放入石斛、淮山药大火煮沸，改小火煲 30 分钟，最后食盐调味即可。喝汤吃肉食淮山药，乏力重者可加用党参 15 g。

功效：补气益肾、补脾益肺、清虚热。

莲子小米枸杞子煲海参

材料：海参 150 g，鲜莲子 25 g，枸杞子 10 g，小米 100 g，食盐、鸡精适量。

做法：海参泡发，清洗干净备用。将小米淘洗干净，加适量水，大火煮开，加入鲜莲子，转小火慢熬 15 分钟至小米和鲜莲子软烂。然后将海参放入锅里，中火煮 1 分钟左右。在出锅前的 1 分钟，撒适量的枸杞子，加少许食盐和鸡精搅匀，调味后即可关火。每周 1 ~ 2 次，代主食食用。

功效：健脾补虚。

健脾养胃黄金粥

材料：南瓜 150 g，党参 20 g，大米 50 g，猪瘦肉 50 g。

做法：将南瓜去皮切块，与洗净的党参、大米、猪瘦肉放入锅中，加入清水，大火煮开、小火慢熬。

功效：健脾养胃、补益气血。适合脾胃虚弱、气血不足、营养不良的人食用，也适合病愈后调养之人和产妇食用。

山药排骨补气汤

材料：排骨 500 g，山药 1 000 g，大枣 8 枚，党参 15 g，黄芪 20 g，姜 1 块，葱白 1 根，料酒 1 汤匙，食用油、食盐适量。

做法：排骨切小节洗净后用凉水泡 4 小时以上，其间换几次水，让血水充分泡出来，再焯水沥干备用；党参、大枣、黄芪分别洗净备用，姜切片，葱白切成段。锅放少许食用油烧热后加入姜片、葱段炒出香味，再放入排骨翻炒出油，加入开水、料酒、党参、黄芪大火烧开后倒入砂锅小火炖 40 分钟。山药去皮洗净切段加入排骨里再放入大枣，中火炖 30 分钟，加入少许食盐即可出锅。

功效：健脾补气、和胃止呕。

（六）胃阴不足

临床表现：呕吐反复发作，但呕吐量不多，或仅吐唾涎沫，时作干呕，口燥咽干，胃中嘈杂，似饥而不欲食，舌红少津，脉细数。

【饮食要点】

进食健脾和胃的食物，如石斛、蛋类、莲子、山药、白扁豆、百合、大枣、薏苡仁、枸杞等。忌油炸食物、羊肉、狗肉、酒类等助火之品。

【推荐食疗方】

银耳百合荸荠莲子羹

材料：银耳 15 g，百合 10 g，荸荠 20 g，莲子 5 g。

做法：以上食材水泡半小时，上火蒸煮，大火烧开后小火煎煮 20 分钟，服用即可。

功效：滋阴益胃，健脾益气。

虾仁菜肉馄饨

材料：红虾（或河虾）、荠菜（或小青菜、鸡毛菜）、猪精夹心肉、鸡蛋、面皮、生抽、豆油、食盐、料酒。

做法：红虾（或河虾）去壳、去虾线洗净沥干水；荠菜（或小青菜、鸡毛菜）去根、黄叶，温水浸泡去除泥水，反复清水过洗两遍后，开水烫熟剁细拧干水备用；猪精夹心肉洗净后绞成肉糜。将红虾仁（或河虾仁）、菜末、肉糜按 1 ∶ 1 ∶ 1 置入一容器，加鸡蛋、生抽、食盐、料酒搅匀（沿同一方向）至入味后，加少许豆油。将馅料裹在面皮内（每个馅料约 15 g）制成云吞状，置于沸水中煮熟煮透即可。建议每餐用量（少量多餐）3 ～ 6 个。

功效：益气养阴、补虚健胃。

玉竹鸽子

材料：山药 5 g，玉竹 5 g，麦冬 5 g，鸽子 1 只，葱 5 g，姜 5 g，料酒 3 mL，食盐 3 g，味精 2 g。

做法：鸽子去毛及肠等杂质，洗净；山药、玉竹、麦冬洗净；姜切片，葱切段。将全部原料（除食盐、味精外）放入瓦锅内，加适量清水，用大火烧沸后改用小火煮 2 小时，加入食盐、味精调味即成。每周 1 ～ 2 次，佐餐食用。

功效：滋补脾肺、生津止渴。痰湿气滞、阴病内寒者慎用。

冬菇海参煨排骨

材料：排骨 300 g，发好的海参 300 g，冬菇 10 朵，姜 1 小块，食盐适量。

做法：排骨、海参切小块以开水汆烫，备用；罐内加入清水（清水要盖过所有食材）和所有的食材（除食盐外），用小火煨 5 ~ 6 小时加入食盐即可。

功效：补脾和胃、益气滋阴。

石斛炖肉汁

材料：石斛 5 g，猪瘦肉 150 g，大枣 3 枚。

做法：将猪瘦肉洗净剁成肉末，石斛和大枣冲洗一下，把肉末放入温开水浸泡半小时后加入石斛、大枣开火慢炖 1 小时即可。

功效：滋阴养胃。

第五节　呃　逆

呃逆俗称打嗝，是指以喉间频繁发出短促的呃呃声响，并且不能自制为主要表现的病证。西医学的单纯性膈肌痉挛，其他疾病（如胃炎、胃肠神经症、胃扩张、胸腹手术后等引起的膈肌痉挛）出现呃逆，均可参考本节辨证施食。

【病因病机】

呃逆的发生多由外邪犯胃、饮食不当、情志不遂、正气亏虚等导致胃失和降、胃气上逆、动膈冲喉而发病。

1. 外邪犯胃

外感寒凉之邪，内客脾胃，寒遏中阳，胃气失和，寒气上逆动膈可导致呃逆之证。

2. 饮食不当

过食生冷，或过用寒凉药物，寒气客于胃，循手太阴肺经犯膈，膈间不利，胃气不降，肺失宣肃，气逆上冲咽喉而呃；过食辛热厚味，滥用温补之剂，燥热内盛，或进食太快太饱，致气不顺行，气逆动膈，发生呃逆。

3. 情志不遂

恼怒伤肝，肝失疏泄，横逆犯胃；忧思伤脾或肝郁克脾，脾失健运，聚生痰湿，或素有痰湿，或肝火炼津化痰等，均可形成痰湿挟肝逆之气或肝郁之火致胃失和降，动膈而呃逆。

4. 正气亏虚

因大病久病、失治误治，或素体衰弱、产后体虚，而有胃阴耗伤，脾胃俱虚，若复加各种内伤外感因素触动，可使胃失和降；抑或病深及肾，肾元耗损，胃气衰败，肾不固摄，浊气上乘动膈则呃。

【临床表现】

喉间呃呃连声，声短而频，不能自止，其呃声或高或低，或疏或密，或沉重或响亮，间歇不定，常伴有胸膈痞闷、胃脘不适，或情绪不定且两胁胀满不适，遇寒加重或遇热加重，多有饮食不当、情志不遂、感受冷凉等诱发因素。

【诊断】

（1）呃逆以气逆上冲，喉间呃呃连声，声短而频，不能自止为主症。其呃声或高或低，或疏或密，间歇不定。

（2）常伴有胸膈痞闷、胃脘不适或情绪不定等症状。

（3）多有饮食不当、情志不遂、感受冷凉等诱发因素，或有正虚体衰病史。

【鉴别诊断】

1. 干呕

呃逆为胃气上逆，膈间不利，气逆上冲咽喉，以呃呃作声，声短而频，不能自止为主要表现。干呕乃胃气上逆发出呕声，无物吐出，其声长短不一，呈不规则性发作。

2. 嗳气

嗳气因饮食物不消化，胃中浊气蕴积上逆而发生，其声低而缓，常伴有酸腐气味，多在饱餐后出现，又称为噫气，与呃逆频频发出的呃呃响声有显著区别。

干呕与嗳气多是脾胃疾病的症状，与疾病转归和预后无明显关联。危重者出现呃逆，可能是胃气衰败的征兆。

【辨证要点】

1. 辨生理或病理性呃逆

呃逆应首先分清是生理现象还是病理表现。普通人因情绪影响或快速吞咽食物，或吸入冷凉空气，可发生一时性气逆而作呃，经饮水，或闭气，或分散注意力而消失，无持续或反复发作者，为生理现象。若呃逆时常反复发作，或持续且难以自制，同时伴有其他症状者，为病理表现。

2. 辨虚实、寒热

呃逆有虚实之分。实证多为寒凝、火郁、气滞、痰阻等致胃失和降而产生，其呃声响亮有力，连续发作；虚证每由胃阴耗损，或脾肾亏虚等使正虚气逆引起，其呃声时断时续，气怯乏力。寒证因寒邪内舍，胃失和降，上逆动膈，呃声沉缓有力，遇寒凉更甚；热证属燥热伤胃，阳明腑气不顺，胃气上逆，呃声高响且短，气涌而出。

【辨证施食】

（一）胃中寒冷

临床表现：呃声沉而有力，胃脘部及膈间不舒，得热则减，遇寒则甚，进食减少，喜食热饮，口淡不渴；舌淡苔薄而润，脉迟缓。

饮食要点：宜进食具有温胃散寒、降逆止呃功效的食物，如丁香、八角、柿蒂、生姜、肉桂、陈皮、紫苏叶、韭菜籽、小茴香、白芷、草果、荜茇；忌食寒凉类食物，如生冷食物、菊花、淡竹叶。

【推荐食疗方】

生姜羊肉汤

材料：羊肉 500 g，生姜 50 g。

做法：将羊肉洗净、切块，用开水焯过，沥干水；生姜用清水洗净、切片。将姜片下锅内略炒片刻，再倒入羊肉炒至血水干，铲起，放砂煲内加开水适量，武火煮沸后，改用文火煲 2 ~ 3 小时，调味供用。

功效：温胃散寒、降逆止呃。

胡椒猪肚汤

见本章第三节"胡椒猪肚汤"。

羊肉萝卜汤

材料：羊肉 500 g，白萝卜 500 g，食用油、生姜、花椒、八角、陈皮、料酒、食盐、酱油适量。

做法：将羊肉洗净切块后放入锅内加水煮开，撇去浮沫后捞出，羊汤倒出，锅内放食用油，将生姜、花椒、八角、陈皮、料酒、食盐、酱油爆香后放入羊肉翻炒，将羊汤倒入锅内焖煮 1 小时，再加入白萝卜焖煮半小时后即可。

功效：温补脾胃、降气止呃。

柿蒂茶

材料：柿蒂 3 ~ 5 枚。

做法：煮水代茶饮。

功效：降气止呃。

姜枣茶

见本章第一节"姜枣茶"。

（二）胃火上逆

临床表现：呃声洪亮有力，冲逆而出，口臭烦渴，多喜冷饮，脘腹满闷，大便秘结，小便短黄；舌红苔黄或燥，脉滑数。

饮食要点：宜清淡饮食，进食清火降逆、和胃止呃之品，如蒲公英、马齿苋、淡竹叶、金银花、菊花、杏仁、桑叶、鲜芦根；忌食温热类及滋腻食物，如牛羊肉、辛辣刺激类食物。

【推荐食疗方】

菊花蒲公英茶

材料：菊花、蒲公英各 3 g。

做法：开水冲泡，代茶饮。

功效：清胃热、止呃逆。

金菊饮

材料：金银花、菊花各 6 g，冰糖适量。

做法：煮水或开水冲泡，代茶饮。

功效：清泻胃热、降逆止呃。

芦根茶

材料：芦根 30 g。

做法：冲洗后放入锅内，加水 500 mL，煮开后小火煮 20 分钟，过滤后代茶饮。

功效：清热、生津、止呃逆。

五汁饮

见本章第三节"五汁饮"。

绿豆荷叶粥

材料：绿豆 50 g，大米 100 g，荷叶 20 g，冰糖适量。

做法：绿豆、大米、荷叶洗净煮粥，等熟后加入冰糖，搅拌均匀，一同食用。

功效：清热解暑、养胃止呃。

（三）气机郁滞

临床表现：呃逆连声，常因情志不畅而诱发或加重，胸胁满闷，脘腹胀满，或有嗳气纳呆，肠鸣矢气；苔薄，脉弦。

饮食要点：宜进食疏肝解郁、理气降逆之品，如玫瑰花、薄荷、陈皮、香菜、夏枯草、槐花、紫苏、麦芽、菊花；忌食肥甘厚腻、难消化食物，可配合适当运动、听音乐等调节情绪。

【推荐食疗方】

菊花鸡肝汤

材料：银耳 15 g，菊花 10 g，茉莉花 10 g，鸡肝 100 g，料酒、姜片、食盐适量。

做法：将银耳洗净撕成小片，清水浸泡待用；菊花、茉莉花温水洗净；鸡肝洗净切薄片备用。将水烧沸，先入料酒、姜片、食盐，随即下入银耳及鸡肝，烧沸，打去浮沫，待鸡肝熟，再入菊花、茉莉花稍沸即可。

功效：清肝热、平肝阳、养肝体、降逆气。

紫苏粥

材料：紫苏叶 5 g，生姜 3 大片，大米 50 g，红糖或黄糖适量。

做法：将大米、生姜加适量清水煮至粥成，加入紫苏叶煮 5 分钟，再加入少许红糖或黄糖或黄糖煮融化即可，去渣饮粥水。

功效：理气和胃、降逆止呃。

香菜粥

材料：香菜 50 g，大米 100 g。

做法：先将大米洗净加水，熬煮成粥，出锅前放入香菜即可。

功效：疏肝理气、降逆止呃。

疏肝茶

材料：玫瑰花 6 g，薄荷 3 g。

做法：开水冲泡，代茶饮。

功效：疏肝解郁、理气降逆。

菊花玫瑰茶

材料：杭白菊 4 朵，玫瑰花 2 朵。

做法：开水冲泡，代茶饮。

功效：疏肝理气，解郁止呃。

（四）胃阴不足

临床表现：呃声短促而不连续，口舌干燥，不思饮食，或有烦渴，或食后饱胀，大便干结；舌红苔少，脉细数。

饮食要点：宜进食养胃生津之品，如银耳、山药、荸荠、百合、梨、西洋参、蜂蜜、玉竹、沙棘、酸枣、枸杞子、黄精；忌食辛辣刺激及辛温食物，如辣椒、生姜、牛肉、羊肉、肉桂、韭菜。

【推荐食疗方】

铁皮石斛肉煲汤

材料：铁皮石斛 5 g，猪瘦肉 150 g，山药 200 g。

做法：将猪瘦肉洗净切丁，放入温开水浸泡半小时后加入铁皮石斛、山药，开火慢炖 1 小时即可。

功效：滋养胃阴以止呃。

沙参老鸭汤

材料：沙参 20 g，铁皮石斛 20 g，老鸭半只，食盐适量。

做法：将老鸭肉焯水，沙参、铁皮石斛洗净，一同放入砂锅中，大火烧开后转中小火煲 1 个小时，加食盐调味即可食用。

功效：滋阴养胃以止呃。

荸荠百合粥

材料：荸荠 100 g，鲜百合 100 g，大米 100 g。

做法：将上述食物淘洗干净后放入锅内加水煮粥，米熟后即可食用。

功效：生津止渴、降气止呃。

鸭梨麦冬汤

材料：鸭梨 250 g，麦冬 30 g。

做法：将上述食物放入锅内加水 500 mL，煮开后放小火煮 20 分钟后关火，喝汤、吃梨。

功效：生津养胃以止呃。

乌梅生地黄汤

材料：乌梅 30 g，生地黄 10 g，冰糖适量。

做法：乌梅、生地黄加水煎煮后加冰糖，过滤后取汤代茶饮。

功效：滋养胃阴、敛气降逆。

第六节　腹　痛

腹痛是指胃脘以下、耻骨毛际以上部位发生的疼痛。西医中的肠易激综合征、消化不良、胃肠痉挛、不完全性肠梗阻、肠粘连、肠系膜和腹膜病变、腹型过敏性紫癜、泌尿系结石、急慢性胰腺炎、肠道寄生虫病等以腹痛为主要表现的疾病均属本病范畴，可参照本节辨证施食。

【病因病机】

腹痛的病因多为感受外邪、饮食所伤、情志失调及素体虚弱、劳倦内伤等，致气机阻滞、脉络痹阻或经脉失养。

1. 外感时邪

外感风、寒、暑、热、湿之邪侵入腹中，导致气机阻滞，气血经脉受阻，不通则痛。

2. 饮食不节（洁）

暴饮暴食，损伤脾胃，饮食停滞，腑气阻滞不通；过食肥甘厚腻、辛辣刺激性食物，导致湿热阻滞肠胃，中焦气机不畅；恣食生冷损伤脾胃，脾胃升降失常，腑气通降不利，气机阻滞不通。饮食不洁，肠虫滋生，阻滞肠腑，传导失司，不通则痛。

3. 情志失调

情志不畅，肝失疏泄，气机阻滞，不通则痛；或忧思伤脾，脾失健运，土壅木郁，气机不畅而发生腹痛。日久则血行不畅，导致气滞血瘀，络脉痹阻，疼痛加重，固定不移，且病情进一步加重，可造成腹中癥瘕痞块。

4. 禀赋不足，劳倦内伤

素体虚弱，脏腑亏虚，或劳倦内伤，导致脾失健运，气血化生不足，经脉失养，或者大病久病之后，中阳不足或脾肾阳虚，经脉失于温煦，均可出现不荣则痛。

5. 跌扑损伤，腹部手术

跌扑损伤、腹部手术，导致血络受损，血溢脉外，脏器粘连，可形成腹中瘀血，经络不畅，中焦气机阻滞，不通则痛。

【临床表现】

胃脘以下、耻骨毛际以上部位发生的疼痛，疼痛性质多为胀痛、隐痛、灼痛、刺痛等。其发病急，病程短，痛势急剧，暴痛拒按。病程较长，痛势较缓，缠绵反复。发病或与情绪相关，时轻时止，痛无定处，攻冲走窜，伴胸胁不舒，善太息，嗳气腹胀；或在暴饮暴食后出现，伴嗳腐吞酸，嗳气频作，嗳气或矢气后腹痛稍舒，痛甚欲便等。

【诊断】

（1）凡是在胃脘以下、耻骨毛际以上部位的疼痛，即为腹痛。

（2）根据性别、年龄、婚况，与饮食、情志、受凉等关系，起病经过，其他伴发症状，鉴别何脏腑受病，明确病理性质。

（3）三大常规检查，血、尿淀粉酶检测，以及电子胃镜、肠镜、腹腔镜、腹部X线、CT、磁共振成像（MRI）、B超等检查有利于明确诊断。

【鉴别诊断】

1. 胃痛

部位不同，胃痛在心下胃脘之处，腹痛在胃脘以下，耻骨毛际以上；伴随症状不同，胃痛常伴有恶心、嗳气等胃病常见症状，腹痛可伴有便秘、腹泻或尿频、尿急等症状。

2. 积证

腹痛瘀血型腹中无结块，积证腹中有结块，且结块固定不移。腹痛可伴有便秘、腹泻或尿频、尿急等症状；积证可伴有胁痛、黄疸、鼓胀等病证。

【辨证要点】

1. 辨虚实

实证腹痛，起病急，病程短，痛势急剧，暴痛拒按，其中气滞痛多表现为时轻时止，痛无定处，攻冲走窜，伴情志不畅，胸胁不舒，善太息，嗳气腹胀，得嗳气或矢气则胀痛减轻；血瘀痛多表现为刺痛拒按，痛处固定不移，甚至可扪及包块，痛无休止，入夜尤甚，伴面色晦暗发青，舌质紫暗有瘀点或瘀斑；食积痛多表现为脘腹胀痛，嗳腐吞酸，嗳气频作，嗳气或矢气后腹痛稍舒，痛甚欲便，便后痛减，或可见便秘。虚证腹痛，起病缓，病程长，痛势绵绵不绝，喜暖喜按，时缓时急，为虚痛。

2. 辨寒热

疼痛暴作，痛势拘急，遇冷痛剧，得热则减者，为寒痛；痛势急迫，痛处灼热，拒按，口渴，喜冷饮食，得凉痛减，或伴发热，或有便秘者，为热痛。

【辨证施食】

（一）寒邪内阻

临床表现：腹痛拘急，痛势急暴，遇寒痛甚，得温痛减，口淡不渴，形寒肢冷，小便清长，大便清稀或秘结；舌质淡，苔白腻，脉沉紧。

饮食要点：宜进食具有温胃散寒功效的食物，如生姜、干姜、高良姜、黑胡椒、草果、荜茇、肉桂、花椒、八角、小茴香、白芷、陈皮、紫苏叶、韭菜籽；忌食寒凉类食物，如生冷食物、菊花、淡竹叶。

【推荐食疗方】

生姜羊肉汤

见本章第五节"生姜羊肉汤"。

艾叶煎鸡蛋

材料：艾叶10 g，鸡蛋4个，植物油、食盐适量。

做法：艾叶用清水洗净，切成碎末，同鸡蛋搅匀，加入适量食盐，锅内倒适量植物油烧热，倒入艾叶鸡蛋液煎成蛋饼，至两面呈金黄色即可。

功效：温阳散寒止痛。

艾叶姜片煮蛋

材料：鸡蛋4个，生姜5大片，艾叶10 g。

做法：将生姜片、艾叶、鸡蛋放入砂锅内，加水煮开，蛋熟后将鸡蛋去壳放入锅内浸泡4～6小时。

功效：温阳散寒、理气止痛。

姜糖

材料：白糖 500 g，姜汁 10 g，食用油适量。

做法：锅内加入凉水 100 mL，倒入姜汁、白糖，文火熬至用筷子挑起糖液呈丝状时关火，迅速倒入表面涂有食用油的盘内，推平，冷却成形后，分成小块食用。

功效：温补脾胃、驱寒止痛。

良姜粥

材料：高良姜 15 g，大米 100 g。

做法：将高良姜放入锅内加水 750 mL 煎煮半小时，过滤取汁，同大米一起熬煮至米熟后食用。

功效：温胃散寒、养胃止痛。

（二）湿热壅滞

临床表现：腹痛拒按，烦渴引饮，大便秘结，或溏滞不爽，潮热汗出，小便短黄；舌质红，苔黄燥或黄腻，脉滑数。

饮食要点：食用甘寒或苦寒的清热利湿食物，如绿豆、赤小豆、马齿苋、淡豆豉、槐米、夏枯草、芹菜、黄瓜、苦瓜、冬瓜、丝瓜、薏苡仁、莲子、茯苓；忌食温热性食物，如葱、姜、蒜、胡椒、小茴香、花椒、牛肉、羊肉等，以及麻辣烫、麻辣火锅、烧烤等刺激性食物。

【推荐食疗方】

三豆饮

材料：黑豆、赤小豆、绿豆各 30 g。

做法：上述材料洗净后加水适量，煮水代茶饮。

功效：清利湿热。

芦荷饮

材料：芦根 6 g，荷叶 6 g，藿香 3 g，炒白扁豆 15 g。

做法：将上述食物放入锅内加水适量煎煮 20 分钟，取汁代茶饮。

功效：清热解暑、利尿祛湿。

绿豆酿藕

见第三章第三节"绿豆酿藕"。

茵陈鲫鱼汤

见第三章第三节"茵陈鲫鱼汤"。

茵陈扁豆茯苓粥

材料：茵陈 25 g，扁豆 20 g，茯苓 20 g，大米 100 g，白糖少许。

做法：将茵陈洗净煎汤，取汁去渣，加入洗净的扁豆、茯苓、大米同煮，待粥将熟时，放入白糖稍煮即可。

功效：清利湿热。

（三）饮食积滞

临床表现：脘腹胀满，疼痛拒按，嗳腐吞酸，厌食呕恶，痛而欲泻，泻后痛减，或大便秘结；舌苔厚腻，脉滑。

饮食要点：宜进食少量易消化，健脾养胃饮食，如萝卜、山楂、鸡内金、山药、白扁豆、橘皮、草果、大麦茶、秋葵；避免暴饮暴食，忌油腻、坚硬等难消化食物。

【推荐食疗方】

山楂陈皮水

材料：干山楂 12 g，陈皮 9 g。

做法：沸水冲泡代茶饮，可加少量冰糖调味。

功效：消食健脾、理气和胃。

萝卜香菜根水

材料：白萝卜和香菜根适量。

做法：将白萝卜和香菜根凉水下锅，大火煮开后改小火煮 10 分钟，少量多次饮用。

功效 : 理气消食。

鸡内金粉

材料：鸡内金 100 g。

做法：鸡内金打成粉，每次 3 ~ 6 g，水冲服或加入粥中服用。

功效：消食健脾。

山楂萝卜汤

材料：山楂 15 g，白萝卜 30 g，食盐或冰糖适量。

做法：将白萝卜去皮切块同山楂一起下锅，加水，大火煮开后转小火炖 30 分钟，食用前加食盐或冰糖调味。

功效：消食健脾、理气和胃。

山楂焦米粥

材料：大米 50 g，山楂 20 g。

做法：大米放入锅内小火干炒，用筷子不停翻动，以防煳锅，炒至大米呈金黄色，有米香味，关火。砂锅加冷水烧热，将炒黄的大米和山楂一起加入砂锅，熬至米熟后食用。

功效：健胃消食、补脾养胃。

（四）肝郁气滞

临床表现：腹痛胀闷，痛无定处，痛引少腹，或兼痛窜两胁，时作时止，得嗳气或矢气则舒，遇忧思恼怒则剧，善太息；舌质红，苔薄白，脉弦。

饮食要点：宜进食疏肝理气之品，如玫瑰花、薄荷、陈皮、茉莉花、绿萼梅、菊花、佛手、紫苏叶、槐花、夏枯草、香橼、代代花；忌食肥甘厚腻、难消化食物。

【推荐食疗方】

解郁茶

材料：陈皮 10 g，玫瑰花 5 g，枸杞子 10 颗。

做法：开水冲服，代茶饮。

功效：疏肝理气止痛。

玫瑰花茉莉茶

材料：玫瑰花 6 g，茉莉花 6 g。

做法：开水冲服，代茶饮。

功效：疏肝解郁、调达肝气。

薄荷饼

材料：薄荷 100 g，鸡蛋 2 个，面粉 50 g，食盐、食用油适量。

做法：薄荷用清水洗净，切成碎末，同鸡蛋、面粉搅匀，加入适量食盐，锅中加入适量食用油，将处理后的材料煎至两面金黄色即可。

功效：调达肝气、理气止痛。

佛手郁金粥

材料：佛手 9 g，郁金 6 g，大米 100 g，红糖适量。

做法：将佛手、郁金加水 1 000 mL 煎煮，去渣留汁，入大米、红糖煮粥。

功效：疏肝解郁、理气止痛。

荠菜猪肝汤

材料：猪肝 100 g，荠菜 100 g，枸杞子 20 g，生姜 4 片。

做法：荠菜焯水，猪肝洗净切片，将荠菜、枸杞子、姜片放入锅内，加清水

1 000 mL，大火烧开后转中小火再放猪肝，稍微焯烫至熟即可食用。

功效：养肝健脾、行气止痛。

（五）瘀血内停

临床表现：腹痛较剧，痛如针刺，痛处固定，经久不愈，入夜尤甚；舌质紫暗，脉细涩。

饮食要点：宜进食具有活血化瘀的食物，如黑豆、羊血、杧果、海带、紫菜、萝卜、桃子、山楂、乌梢蛇、桃仁、蝮蛇、当归、西蓝花；忌食乌梅、苦瓜、柿子等收涩的食物及肥肉、奶油、鳗鱼、蟹黄、蛋黄、鱼子、虾、巧克力、油炸食品等难消化食物，更禁食生冷食物。

【推荐食疗方】

山楂玫瑰花茶

材料：玫瑰花 5 g，山楂 10 g。

做法：开水冲沏，可加入冰糖或蜂蜜调味，代茶饮。

功效：疏肝理气、活血化瘀。

山楂红糖水

材料：山楂 6 g，红糖少许。

做法：将山楂放入杯中开水冲泡，加入红糖适量代茶饮。

功效：活血化瘀。

益母草鸡蛋

材料：干益母草 30 g，干艾草 30 g，生姜 20 g，鸡蛋 3 ~ 5 个。

做法：鸡蛋冷水下锅，水开后煮 5 分钟捞出鸡蛋去壳，将干益母草、干艾草装入料包，同鸡蛋、生姜一起下锅加清水炖煮，水开后小火炖煮 30 分钟即可，捞出鸡蛋食用。

功效：活血调经、化瘀止痛。

当归蛋

见本章第三节"当归蛋"。

冬菇油菜汤

材料：油菜 400 g，冬菇 200 g，植物油、食盐、味精适量。

做法：油菜洗净切段，梗叶分置，冬菇用温水泡开去蒂，热锅倒植物油烧热，先放油菜梗炒至六成熟，加食盐调味，再下油菜叶同炒几下，放入冬菇和浸泡冬菇的汤，烧至菜梗软烂，加入味精炒匀即可。

功效：散血活血、滋养脾胃。

（六）中虚脏寒

临床表现：腹痛绵绵，时作时止，喜暖喜按，畏寒怯冷，神疲乏力，气短懒言，纳食不佳，面色萎黄，大便溏薄；舌质淡，苔白，脉弱或沉缓。

饮食要点：宜进食具有温中散寒功效的食物，如生姜、干姜、高良姜、荜茇、小茴香、肉桂、花椒、八角、陈皮、紫苏叶、韭菜；忌食寒凉生冷食物。

【推荐食疗方】

羊肉荸荠生姜汤

材料：羊肉250 g，荸荠50 g，黑皮甘蔗100 g，生姜6片，食盐和料酒适量。

做法：将羊肉洗净切块，开水焯后放入适量食盐、生姜和料酒混合均匀，腌制10分钟；荸荠削皮洗净，切块；黑皮甘蔗洗净切块。将上述处理好的食材放入砂锅，加入适量水，先大火煮沸后改为文火煲1.5小时即可。

功效：温补脾胃、养血散寒。

胡椒砂仁猪肚汤

材料：白胡椒5 g，砂仁3 g，猪肚1个，醋、面粉、食盐适量。

做法：将猪肚用醋和面粉反复揉搓、洗净，放锅中焯水捞起再以清水冲净、切片；白胡椒打碎。猪肚、白胡椒放入锅中，慢火慢炖至猪肚酥软，加适量食盐及砂仁再煮5分钟即可。

功效：温阳散寒、补益脾胃。

紫苏生姜红糖茶

材料：鲜紫苏叶10 g（或干紫苏叶3 g），生姜5片，红糖适量。

做法：先用白开水简单冲洗鲜紫苏叶（或干紫苏叶）、生姜片，后放置于茶杯之中，加适量红糖，开水焖10分钟即可饮用。

功效：温胃散寒、理气止痛。

姜蛋汤

见本章第一节"姜蛋汤"。

干姜大枣饮

材料：大枣5枚，干姜1～2片。

做法：将大枣、干姜放入杯中泡水冲泡，可加入蜂蜜调味，代茶饮。

功效：温阳散寒、补益气血。

药食同源调 脾胃

第七节 泄 泻

泄泻是以排便次数增多、粪便稀溏，甚至泻出如水样为主要表现的病证。古代将大便溏薄而势缓者称为泄，大便清稀如水而势急者称为泻，现统称为"泄泻"。泄泻是一个病证，西医学中急性肠炎、炎症性肠病、吸收不良综合征、肠道肿瘤、肠结核、肠易激综合征、功能性腹泻等以泄泻为主症的疾病，可以参照本节辨证施食。

【病因病机】

1. 感受外邪

外感寒湿暑热之邪伤及脾胃，使脾胃升降失司，脾不升清；或直接损伤脾胃，导致脾失健运，水湿不化，引起泄泻。

2. 饮食所伤

饮食不洁，脾胃受伤，或饮食不节，暴饮暴食或恣食生冷、辛辣、肥甘食物，使脾失健运，脾不升清，小肠清浊不分，大肠传导失司，发生泄泻。

3. 情志失调

抑郁恼怒，易致肝失调达，肝气郁结，横逆克脾，或忧思伤脾，均可致脾失健运，水湿不化，发生泄泻。

4. 禀赋不足，病后体虚

年老体弱，脏腑虚弱，脾肾亏虚；或大病久病之后，脾胃受损，肾气亏虚；或先天禀赋不足，脾胃虚弱，肾阳不足，均可导致脾胃虚弱或命门火衰。脾胃虚弱，不能腐熟水谷、运化水湿，积谷为滞，湿滞内生，清浊不分，混杂而下，遂成泄泻。

【临床表现】

大便次数增多，每日 3 次以上，粪质稀溏或清稀如水，腐臭难闻，常伴有腹部胀满、疼痛、肠鸣辘辘。起病急，病程短或较长，反复发作。其表现或腹部怕凉、喜温喜按；或烦热燥渴、喜食生冷、肛门灼热；或粪质腐臭、夹杂不消化食物。多由受凉、饮食生冷、暴饮暴食、情志不畅等诱发。

【诊断】

（1）大便稀溏或如水样，次数增多，每日 3 次以上。

（2）常伴有腹胀腹痛、肠鸣纳呆。多由寒热、饮食、情志等因素诱发。

（3）急性泄泻起病急，病程短，有感寒受凉、暴饮暴食或误食不洁之物的病史，多伴有恶寒、发热等症状。久泄起病缓，病程长，时发时止，多为禀赋不足，或由急性泄泻失治误治，迁延日久而成，常因受凉、饮食生冷或情志不畅而诱发。

（4）大便常规检测和培养及 X 线钡剂检查、肠道内镜、腹部 B 超及 CT 检查有助于临床明确诊断。

【辨证要点】

1. 辨轻重

泄泻而饮食如常，说明脾胃未败，多为轻证，预后良好；泻而不能食，形体消瘦，或暴泻无度，或久泄滑脱不禁，转为厥脱，津液耗伤，阴阳衰竭，均属重证。

2. 辨缓急

暴泻者起病较急，病程较短，一般在数小时至两周以内，泄泻次数每日3次以上；久泻者起病较缓，病程较长，持续时间多在两个月以上甚至数年，泄泻呈间歇性发作。

3. 辨寒热

大便色黄褐而臭，泻下急迫，肛门灼热者，多属热证；大便清稀甚至水样，气味腥秽者，多属寒证；大便溏垢，臭如败卵，完谷不化，多为伤食之证。

4. 辨虚实

急性暴泻，病势急骤，脘腹胀满，腹痛拒按，泻后痛减，小便不利者，多属实证；慢性久泻，病势较缓，病程较长，反复发作，腹痛不甚，喜暖喜按，神疲肢冷，多属虚证。

【鉴别诊断】

1. 痢疾

泄泻与痢疾的共同特点是大便稀溏，大便次数增加，可伴有腹痛发作，完谷不化。泄泻发作时大便中无脓血，不伴里急后重；痢疾则以腹痛、便下赤白脓血、里急后重为特征。

2. 霍乱

霍乱是一种上吐下泻并作的病证，发病特点是来势急骤，变化迅速，病情凶险，有饮食不洁史或患者接触史，呈地区流行。起病时常突然腹痛，继则吐泻交作，所吐之物均为未消化之食物，气味酸腐热臭，所泻之物多为黄色粪水，或吐下如米泔水，可伴恶寒、发热，无里急后重。部分患者在剧烈吐泻之后，迅速出现皮肤松弛，目眶凹陷，下肢痉挛转筋，可伴心烦口渴、精神萎靡、少尿或尿闭、腹中绞痛、面色苍白、汗出肢冷等津竭阳衰之危候，预后很差。泄泻是以大便稀溏、次数增多为特征，一般预后良好。

【辨证施食】

暴　泻

（一）寒湿内盛

临床表现：泄泻清稀，甚则如水样，脘闷食少，腹痛肠鸣，或兼恶寒、发热、头痛、肢体酸痛；舌苔白或白腻，脉濡缓。

饮食要点：宜进食具有辛温散寒、芳香化湿、健脾止泻的食物，如生姜、紫苏叶、藿香、陈皮、薏苡仁、茯苓、芡实、莲子、白扁豆、党参、葛根；忌食生冷、油腻食物。

【推荐食疗方】

生姜陈皮茶

材料：生姜 6 g，陈皮 10 g。

做法：开水冲服，代茶饮。

功效：燥湿化痰、理气温中以止泻。

紫苏桂花陈皮茶

材料：紫苏叶 6 g，桂花 6 g，陈皮 10 g。

做法：开水冲服，代茶饮。

功效：行气散寒、燥湿止泻。

驱寒除湿粥

材料：肉桂 6 g，白扁豆 20 g，莲子 20 g，芡实 20 g，大米 30 g。

做法：加 1 500 mL 水熬煮肉桂 20 分钟后过滤取汤，将白扁豆、莲子、芡实、大米放入煎好的肉桂水中熬粥服用。

功效：温补肾阳、淡渗利湿、健脾止泻。

山药生姜薏苡仁粥

材料：山药 100 g，生姜 10 g，薏苡仁 100 g，小米 100 g。

做法：山药削皮洗净后切丁，生姜洗净切碎，薏苡仁、小米洗净，加水适量煮粥食用。

功效：温胃散寒、健脾止泻。

莲子生姜粥

材料：莲子 50 g，生姜 30 g，红糖 30 g，大米 100 g

做法：生姜切碎。莲子和大米洗净后先煮半小时再放入切碎的生姜、红糖煮 10 分钟即可食用。

功效：淡渗利湿、温阳止泻。

（二）湿热中阻

临床表现：泄泻腹痛，泻下急迫，或泻而不爽，粪色黄褐臭秽，肛门灼热，烦热口渴，小便短黄；舌质红，苔黄腻，脉滑数或濡数。

饮食要点：食用甘寒利湿或苦寒利湿食物，如绿豆、赤小豆、马齿苋、芹菜、苦瓜、丝瓜、薏苡仁、莲子、茯苓、荷叶、小蓟、栀子；忌食葱、姜、胡椒、小茴香、花椒、辣椒、牛肉、羊肉等辛温食物。

【推荐食疗方】

绿豆薏苡仁粥

见本章第一节"绿豆薏苡仁粥"。

马齿苋绿豆汤

材料：马齿苋 200 g，绿豆 50 g，食盐适量。

做法：将马齿苋、绿豆加水共煮 1 小时，出锅前加入适量食盐，调味饮用。

功效：清热祛湿、利湿止泻。

马齿苋薏苡仁粥

材料：马齿苋 100 g，薏苡仁 30 g，大米 50 g。

做法：加水共煮成粥食用。

功效：清热利湿止泻。

苦瓜拌蒜泥

材料：苦瓜 100 g，紫皮大蒜 1 头，米醋、酱油、香油适量。

做法：苦瓜切丝，紫皮大蒜捣成蒜泥，再加适量的米醋、酱油、香油拌匀食用即可。

功效：清热燥湿、利水止泻。

三豆饮

见本章第六节"三豆饮"。

（三）食滞肠胃

临床表现：腹痛肠鸣，泻下粪便臭如败卵，泻后痛减，脘腹胀满，嗳腐酸臭，不思饮食；舌苔垢浊或厚腻，脉滑。

饮食要点：宜进食少量易消化饮食，如鸡内金、萝卜、山楂、陈皮、砂仁；避免暴饮暴食，忌油腻、坚硬等难消化食物。

【推荐食疗方】

陈皮饮

材料：陈皮 12 g。

做法：陈皮洗净后用沸水冲泡代茶饮。

功效：理气和胃、消食止泻。

药食同源调 脾胃

山楂饮

材料：山楂 12 g。

做法：山楂洗净后用沸水冲泡代茶饮。

功效：消食健脾、酸敛止泻。

鸡内金粉

见本章第六节"鸡内金粉"。

山楂山药粥

材料：山楂 30 g，山药 30 g，粳米 100 g，红糖适量。

做法：山楂洗净，山药削皮洗净后切块，粳米洗净，一同放入锅中加适量红糖煮粥食用。

功效：补脾益胃、消食止泻。

消食饮

材料：白萝卜 20 g，山楂 10 g，陈皮 10 g。

做法：白萝卜洗净切块，山楂、陈皮洗净，一同放入锅中加水适量熬煮代茶饮。

功效：理气消食、燥湿止泻。

❀ 久　泻 ❀

（一）肝气乘脾

临床表现：平时心情抑郁，或急躁易怒，每因抑郁恼怒，或情绪紧张而发泄泻，伴有胸胁胀闷，嗳气食少，腹痛攻窜，肠鸣矢气；舌淡红，脉弦。

饮食要点：宜进食疏肝理气、健脾益气之品，如玫瑰花、薄荷、陈皮、茉莉花、山药、白扁豆、芡实、莲子；忌食辛辣刺激、生冷苦寒食物。

【推荐食疗方】

抑肝扶脾汤

材料：薄荷 10 g，玫瑰花 10 g，山药 15 g，白扁豆 15 g。

做法：薄荷、玫瑰花、白扁豆洗净，山药削皮洗净后切块，一同放入锅中煮水代茶饮。

功效：疏肝理气、补益脾胃。

紫苏山药粥

材料：紫苏叶 10 g，山药 30 g，红糖或黄糖适量。

做法：将山药切块加适量清水煮熟后，加入紫苏叶煮 5 分钟，加入少许红糖或黄糖煮融化即可食用。

功效：调达肝气、健脾止泻。

茉莉花小米粥

材料：茉莉花 10 g，小米 100 g。

做法：先将小米洗净加水，熬煮成粥，出锅前放入茉莉花煮 3 分钟后即可食用。

功效：疏肝解郁、滋养脾胃。

薄荷焦米粥

材料：薄荷 6 g，大米 100 g。

做法：大米放入锅内小火干炒至表面焦黄，加水煮至米熟，放入薄荷煮 3 分钟后即可食用。

功效：疏肝健脾以止泻。

玫瑰山药饼

材料：玫瑰花 100 g，山药 250 g，食用油适量。

做法：将山药去皮洗净后切片，放入锅内蒸熟，加入玫瑰花搅拌均匀后捣烂成泥，将山药玫瑰花泥团成小饼，放入电饼铛内用少量食用油煎至表面金黄即可。

功效：疏肝解郁、健脾止泻。

（二）脾胃虚弱

临床表现：大便时溏时泻，迁延反复，稍进食油腻食物，则大便溏稀，次数增加，或完谷不化，伴食少纳呆，脘闷不舒，面色萎黄，倦怠乏力；舌质淡，苔白，脉细弱。

饮食要点：宜进食补益脾胃之品，如党参、山药、白扁豆、芡实、莲子、人参、茯苓、大枣、栗子；忌食辛辣刺激、生冷苦寒食物。

【推荐食疗方】

小米养胃粥

材料：小米 50 g，大枣 10 枚。

做法：小米、大枣洗净后放入锅内加水适量熬粥。

功效：补脾养胃以止泻。

焦米大枣粥

材料：大米 10 g，大枣 10 枚。

做法：将大米放入锅内小火干炒至表面焦黄，将大枣洗净去核，放入锅内加适量水一起熬粥。

功效：补益脾胃、祛湿止泻。

山药扁豆粥

材料：山药100 g，白扁豆20 g。

做法：山药削皮切块洗净，白扁豆洗净，一同放入锅内加水适量熬粥。

功效：健脾止泻。

大枣南瓜饼

材料：大枣50 g，南瓜250 g，食用油适量。

做法：将南瓜去皮洗净后切片，大枣洗净，一同放入锅内蒸熟，大枣去核后同南瓜一起拌匀捣烂成泥，将南瓜大枣泥团成小饼，放入电饼铛内加少量食用油煎至表面金黄即可。

功效：健脾养胃止泻。

补脾饮

材料：黄芪10 g，生姜3片，大枣3枚。

做法：上述材料洗净后用开水冲服代茶饮。

功效：补脾益气、升阳止泻。

（三）肾阳虚衰

临床表现：黎明前腹部作痛，肠鸣即泻，泻后痛减，完谷不化，腹部喜暖喜按，形寒肢冷，腰膝酸软；舌淡苔白，脉沉细。

饮食要点：宜进食韭菜、彩椒、荔枝、牛肉、板栗、高良姜、花椒、八角、韭菜、茴香等温热食物；忌食寒凉生冷食物。

【推荐食疗方】

韭菜大米粥

见第三章第三节"韭菜大米粥"。

牛肉小米粥

见第三章第三节"牛肉小米粥"。

栗子粥

材料：栗子150 g，大米100 g，冰糖适量。

做法：大米洗净。栗子洗净，切口，放入开水中煮2～3分钟，剥去壳、膜，同大米一起放入锅内加水适量，熬煮至栗子、大米熟后加入冰糖，待冰糖融化即成。

功效：补肾益气、健脾养胃、化湿止泻。

羊肉黑豆小米粥

材料：羊肉 30 g，黑豆 20 g，小米 100 g，生姜、葱白、食盐适量。

做法：将羊肉洗净切碎，生姜拍碎，加清水与黑豆、小米同煮至米熟汤稠时，再加入切碎的葱白及食盐调味即可食用。

功效：温补肾阳、利湿止泻。

肉桂山药公鸡煲

材料：肉桂 20 克，山药 250 克，公鸡半只，食盐适量。

做法：山药去皮洗净，公鸡焯水，同肉桂一同放入砂锅中，大火烧开后转中小火煲 1 小时，加食盐调味即可食用。

功效：温补肾阳、健脾止泻。

第八节　痢　疾

痢疾是以腹痛、里急后重、下痢赤白脓血为主症的病证，是一类具有传染性的疾病，多发于夏秋季节。西医学中的细菌性痢疾、阿米巴痢疾、溃疡性结肠炎等属本病范畴，可参照本节辨证施食。

【病因病机】

痢疾的发生多由外感时邪疫毒、内伤饮食，损及脾胃与肠，邪气客于大肠，与气血搏结，肠道脂膜血络受伤，传导失司，而致下痢。

1. 外感时邪疫毒

夏秋季节，暑湿秽浊、疫毒易于滋生。若起居不慎，劳作不休，湿热或暑湿之邪内侵肠道，湿热郁蒸，气血与之搏结于肠之脂膜，化为脓血而成湿热痢。疫毒之邪侵及阳明气分，进而内窜营血，甚则进迫下焦厥阴、少阴，而致急重之疫毒痢。素体阳虚之人，感受寒湿，或感受湿邪后，湿从寒化，寒湿伤中，胃肠不和，气血壅滞，发为寒湿痢。

2. 内伤饮食

平素嗜食肥甘厚味者，酿生湿热，在夏秋季节内外湿热交蒸之时，饮食不洁或暴饮暴食，湿热毒邪，直趋中道，蕴结肠之脂膜，邪毒繁衍与气血搏结，腐败化为脓血，则成湿热痢或疫毒痢。若湿热内郁不清，易伤阴血，形成阴虚痢。若其平素恣食生冷瓜果，伤及脾胃，中阳不足，湿从寒化，寒湿内蕴，再贪凉饮冷或不洁食物，寒湿食积壅塞肠中，气机不畅，气滞血瘀，气血与肠中腐浊之气搏结于肠之脂膜，化为脓血而成寒湿痢。

【临床表现】

痢疾常表现为腹痛、腹泻、发热、里急后重及黏液便、脓血便等。急性痢疾起病急，可伴有恶寒、发热；慢性痢疾常反复发作，迁延不愈。热偏重者大便可见脓血，色鲜红，甚则紫黑，稠厚腥臭，腹痛，里急后重明显，伴口渴、口臭；寒偏重者大便赤白清稀，白多赤少，腹痛喜按，里急后重不明显，伴面白、肢冷、形寒等。若病情发展迅速或延误失治表现为噤口不食、精神萎靡；或下痢脓血，烦渴转筋，唇如涂朱，脉数疾大；或神萎蜷卧，畏寒肢冷，自汗，气息微弱，脉沉细迟或脉微欲绝等危急之象。

【诊断】

（1）以腹痛、里急后重、下痢赤白脓血为主症。

（2）急性痢疾起病急骤，可伴有恶寒发热；慢性痢疾则反复发作，迁延不愈。

（3）常见于夏秋季节，多有饮食不洁史，或具有传染性。

（4）大便常规检查，可帮助确立诊断。血常规检查对急性细菌性痢疾具有诊断意义。必要时行 X 线钡剂检及直肠镜、结肠镜检查，有助于诊断。

【鉴别诊断】

泄泻与痢疾两者多发于夏秋季节，病位在胃肠，病因亦有相似之处，症状都有腹痛、大便次数增多，痢疾大便次数虽多而量少，排赤白脓血便，腹痛伴里急后重感明显。泄泻大便溏薄，粪便清稀，或如水，或完谷不化，而无赤白脓血便，腹痛多伴肠鸣，少有里急后重感。《景岳全书》所说："泻浅而痢深，泻轻而痢重，泻由水谷不分，出于中焦，痢以脂血伤败，病在下焦。"当然，泄泻、痢疾两病在一定条件下可以相互转化，或先泻后痢，或先痢而后转泻。一般认为先泻后痢疾为病情加重，先痢后泻为病情减轻。

【辨证要点】

1. 辨久暴，察虚实主次

暴痢发病急，病程短，腹痛胀满，痛而拒按，痛时窘迫欲便，便后里急后重暂时减轻者为实；久痢腹痛绵绵，时轻时重，病程长，痛而喜按，便后里急后重不减，坠胀甚者，常为虚中夹实。

2. 辨寒热偏重

大便排出脓血，色鲜红，甚则紫黑，稠厚腥臭，腹痛，里急后重明显，口渴，口臭，小便黄赤，舌红苔黄腻，脉滑数者，属热；大便排出赤白清稀，白多赤少，腹痛喜按，里急后重不明显，面白、肢冷、形寒，舌淡苔白，脉沉细者，属寒。

3. 辨伤气、伤血

下痢白多赤少，湿邪伤及气分；赤多白少，或以血为主，热邪伤及血分。

4. 辨邪正盛衰

凡痢疾经治疗后，痢下脓血次数减少，腹痛、里急后重减轻，为气血将和，正能胜邪，向愈；凡下痢脓血，兼有粪质者轻，不兼有粪质者重；凡下痢脓血次数虽减少，而全身症状不见减轻，甚而出现烦躁、腹胀、精神萎靡、手足欠温、脉症不符，皆预示病情恶化，应引起高度重视。凡下痢次数逐渐减少，而反见腹胀痛、呕吐、烦躁口渴、气急，甚或神昏谵语，为邪毒内炽上攻之象；凡下痢，噤口不食，精神萎靡，或呕逆者，为胃气将败；凡下痢脓血，烦渴转筋，甚或面色红润，唇如涂朱，脉数疾大者，为阴液将涸或阴阳不交之候；凡下痢不禁，或反不见下痢，神萎倦卧，畏寒肢冷，自汗，气息微弱，脉沉细迟，或脉微欲绝，为阳气将脱，阴阳欲离之象。

【辨证施食】

（一）湿热痢

临床表现：腹部疼痛，里急后重，痢下赤白脓血，黏稠如胶冻，腥臭，肛门灼热，小便短赤；舌苔黄腻，脉滑数。

饮食要点：食用甘寒利湿或苦寒利湿食物，如蒲公英、赤小豆、绿豆、马齿苋、苦瓜、薏苡仁、莲子；忌食油腻难消化食物或辛辣刺激性食物。

【推荐食疗方】

马齿苋粥

材料：鲜马齿苋 250 g，大米 100 g，食盐适量。

做法：将鲜马齿苋洗净切碎，大米洗净，一起放入锅内，加水适量，煎煮成粥，放入食盐即成。

功效：清热凉血、止血止痢。

清炒苦瓜

见本章第二节"清炒苦瓜"。

绿豆荷叶马齿苋粥

材料：鲜马齿苋 250 克，绿豆 100 克，荷叶 20 克，食盐适量。

做法：将鲜马齿苋洗净切碎，绿豆、荷叶洗净，一起放入锅内，加水适量，煎煮成粥，放入食盐即成。

功效：清热凉血、止痢。

茵陈扁豆茯苓粥

见本章第六节"茵陈扁豆茯苓粥"。

蒲公英茶

材料：蒲公英 30 g，荷叶 12 g，薏苡仁 30 g。

做法：将上述食物放入锅内加适量水煎煮 20 分钟，取汁代茶饮。

功效：清热利湿止泻。

（二）疫毒痢

临床表现：起病急骤，壮热口渴，头痛烦躁，恶心呕吐，大便频频，痢下鲜紫脓血，腹痛剧烈，后重感特著，甚者神昏惊厥；舌质红绛，舌苔黄燥，脉滑数或微欲绝。

饮食要点：饮食宜清淡易消化，忌生冷、辛辣刺激、油腻之品。可食用具有清热解毒功效的食物，如蒲公英、绿豆、马齿苋、苦瓜、薏苡仁、莲子。

【推荐食疗方】

凉拌马齿苋

见第三章第三节"凉拌马齿苋"。

煨大蒜

材料：大蒜 1 头。

做法：将大蒜连皮放火灰中煨熟，剥皮后嚼食或作配料做菜。

功效：解毒止泻。

白头翁饮

材料：白头翁 50 克，金银花 30 克，冰糖 30 克。

做法：将白头翁、金银花放入锅中加入适量的清水，用文火煲煮 1.5 小时，服用时加入冰糖。

功效：清热解毒、凉血止痢。

（三）寒湿痢

临床表现：腹痛拘急，痢下赤白黏冻，白多赤少，或为纯白冻，里急后重，口淡乏味，脘胀腹满，头身困重；舌质或淡，舌苔白腻，脉濡缓。

饮食要点：宜进食具有温中散寒、调理气血的食物，如生姜、大枣、紫苏叶、藿香、陈皮、薏苡仁；忌食坚硬难消化、生冷、油腻食物。

【推荐食疗方】

芥菜汤

材料：芥菜 100 g（洗），大枣 5 ~ 10 枚，生姜 3 ~ 5 片。

做法：加水熬汤后温服。

功效：辛温解毒止痢。

米姜汤

材料：大米 100 g，薏苡仁 100 g，生姜 20 g，胡椒 3 g。

做法：将大米、薏苡仁熬熟后加入生姜、胡椒再煮 3 分钟后服用。

功效：暖胃散寒、利湿止痢。

（四）阴虚痢

临床表现：痢下赤白，日久不愈，脓血黏稠，或下鲜血，脐下灼痛，虚坐努责，食少，心烦口干，至夜转剧；舌红绛少津，苔少或花剥，脉细数。

饮食要点：宜进食养阴生津之品，如铁皮石斛、银耳、山药、荸荠、百合、梨；忌食辛辣刺激、温热香燥、煎炸炒爆及高热量食物。

【推荐食疗方】

皮蛋苋菜汤

材料：苋菜 200 g，皮蛋 2 个，食用油、蒜瓣及食盐适量。

做法：苋菜洗净切段，皮蛋剥壳后切成小块，在锅中放适量食用油，大火爆香蒜瓣并快炒苋菜至半熟，加水放入皮蛋一起煮至汤水滚开，苋菜软熟，加入适量食盐即成。

功效：养阴生津以止痢。

乌梅茶

材料：乌梅肉 10 g，绿茶 6 g。

做法：乌梅肉切碎，与绿茶共放保温杯中，加沸水闷泡半小时后代茶饮。

功效：滋阴生津、收敛止泻止痢。

沙参老鸭汤

见本章第五节"沙参老鸭汤"。

荸荠百合粥

见本章第五节"荸荠百合粥"。

鸭梨麦冬汤

见本章第五节"鸭梨麦冬汤"。

（五）虚寒痢

临床表现：腹部隐痛，缠绵不已，喜按喜温，痢下赤白清稀，无腥臭，或为白冻，甚则滑脱不禁，肛门坠胀，便后更甚，形寒畏冷，四肢不温，食少神疲，腰膝酸软；

舌淡苔薄白，脉沉细弱。

饮食要点：宜进食温热食物，如韭菜、桂圆、生姜、高良姜、胡椒、花椒、羊肉；忌食寒凉生冷食物。

【推荐食疗方】

扁豆花水饺

材料：鲜白扁豆花 100 g，花椒 7 粒，食用油适量。

做法：将鲜白扁豆花用沸水烫过，花椒用食用油炸后碾末，将二者充分拌匀，可根据自己的口味加入鸡蛋或其他蔬菜及调料调制成馅，烫过的鲜白扁豆花的水晾凉后用来和面包饺子。

功效：补脾益气、止泻止痢。

姜枣茶

见本章第一节"姜枣茶"。

韭菜大米粥

见第三章第三节"韭菜大米粥"。

牛肉小米粥

见第三章第三节"牛肉小米粥"。

栗子粥

见本章第七节"栗子粥"。

（六）休息痢

临床表现：下痢时发时止，迁延不愈，常因饮食不当、受凉、劳累而发，发时大便次数增多，夹有赤白黏冻，腹胀食少，倦怠嗜卧；舌质淡苔腻，脉濡软或虚数。

饮食要点：宜进食清淡易消化、高维生素食物，多食用健脾养胃食物，如山药、小米、大枣、新鲜蔬菜水果；避免辛辣刺激、寒凉生冷、油腻难消化食物。

【推荐食疗方】

乌梅汤

材料：乌梅 10 ~ 15 g，粳米 10 g，冰糖适量。

做法：将乌梅煎取浓汁去渣，入粳米煮粥，粥熟后加冰糖少许，稍煮即可。

功效：调理脾胃、止泻止痢。

焦米大枣粥

见本章第七节"焦米大枣粥"。

山药扁豆粥

见本章第七节"山药扁豆粥"。

焦米茶

材料：大米、薏苡仁、白扁豆各 30 g。

做法：放入锅内干炒至表面焦黄，加水适量武火煮开，文火煮 30 分钟后取汁代茶饮。

功效：补益脾胃、涩肠止痢。

补脾饮

见本章第七节"补脾饮"。

第九节　便　秘

便秘是以大便排出困难，排便周期延长，或周期不长，粪质干结，排出艰难，或粪质不硬，频有便意，以排便不畅为主要表现的病证。西医学中的功能性便秘、肠易激综合征、肠炎恢复期之便秘、药物性便秘、内分泌及代谢性疾病所致的便秘均属本病范畴，可参照本节辨证施食。

【病因病机】

便秘分为以下 4 型：

1. 素体阳盛

素体阳盛，或热病之后，余热留恋，或肺热肺燥，下移大肠，或过食醇酒厚味，或过食辛辣，或过服热药，均可致肠胃积热，耗伤津液，肠道干涩失润，粪质干燥，难于排出，形成所谓热秘。

2. 情志失调

忧愁思虑，脾伤气结，或抑郁恼怒，肝郁气滞，或久坐少动，气机不利，均可导致腑气郁滞，通降失常，传导失职，糟粕内停，不得下行，或欲便不出，或出而不畅，或大便干结而成气秘。

3. 感受外邪

恣食生冷，凝滞胃肠；或外感寒邪，直中肠胃；或过服寒凉，阴寒内结，均可导致阴寒内盛，凝滞胃肠，传导失常，糟粕不行，而成冷秘。

4. 年老体虚

素体虚弱，或病后、产后及年老体虚之人，阴阳气血亏虚，阳气虚则温煦传送无力，阴血虚则润泽荣养不足，皆可导致大便不畅。

【临床表现】

每周排便少于 3 次，大便排出困难，排便周期延长或周期不长，粪质干结，排便艰难，或粪质不硬，虽有便意，但排便不畅，可伴有下腹部胀痛、食欲减退、疲乏无力等，长期如此可导致患者情绪烦躁、焦虑等。

【辨证要点】

依据患者的排便周期、粪质、舌象分清寒热虚实。大便干燥坚硬，肛门灼热，舌苔黄厚者，多属肠胃积热；素体阳虚，排便艰难，舌体胖而苔白滑者，多为阴寒内结；大便不干结，排便不畅，或欲便不出，舌质淡而苔少者，多为气虚；若粪便干燥，排出艰难，舌质红而少津无苔者，多属血虚津亏。

1. 辨冷秘与热秘

粪质干结，排出艰难，舌淡，苔白滑，脉沉紧或沉迟，为阴寒内结之冷秘；粪质干燥坚硬，便下困难……细数，为燥热内结之冷秘。

2. 辨实证与虚证

实证表现为粪质不甚干结，排出断续不畅，腹胀腹痛，嗳气频作，面赤口臭，舌苔厚，脉实。虚证分为气虚、血虚、阴虚、阳虚。粪质并不干硬，虽有便意，但临厕努挣乏力，挣则汗出，神疲肢倦，舌淡苔白，脉弱，为气虚；大便燥结难下，面色萎黄无华，头晕目眩，心悸，舌淡苔少，脉细，为血虚；大便干结，如羊屎状，形体消瘦，潮热盗汗，舌红少苔，脉细数，为阴虚；大便艰涩，排出困难，面色㿠白，四肢不温，舌淡苔白，脉沉迟，为阳虚。

【诊断】

（1）排便次数每周少于 3 次，或周期不长，但粪质干结，排出艰难，或粪质不硬，虽频有便意，但排便不畅。

（2）粪便的望诊及腹部触诊、大便常规及大便隐血试验、肛门指检、X 线钡灌肠或气钡造影、纤维结肠镜检查等有助于便秘的诊断。

【鉴别诊断】

1. 肠结

肠结与便秘两者皆有大便秘结。肠结多为急病，因大肠通降受阻所致，表现为腹部疼痛拒按，大便完全不通，且无矢气和肠鸣音，严重者可吐出粪便。便秘多为慢性久病，因大肠传导失常所致，表现为大便干结难行，偶伴腹胀，饮食减少，恶心欲吐，有矢气和肠鸣音。

2. 积聚

两者皆有腹部包块。积聚的包块在腹部各处均可出现，形状不定，多与肠形不一致，与排便无关。便秘所致包块常出现在左下腹，可扪及条索状物，与肠形一致，压之变形，排便后消失或减少。

【辨证施食】

实　秘

（一）热秘

临床表现：大便干结，腹胀或痛，口干口臭，面红心烦，或有身热，小便短赤；舌质红，苔黄燥，脉滑数。

饮食要点：宜多食用清凉润滑之物，如槐花、苹果、梨、黄瓜、苦瓜、白萝卜、芹菜、莴苣；忌食辛辣刺激及油腻难消化食物，如羊肉、狗肉、韭菜、辣椒、姜、酒。

【推荐食疗方】

萝卜蜂蜜水

材料：大白菜 100 g，白萝卜 100 g，蜂蜜、食盐适量。

做法：将大白菜洗净切丝，白萝卜洗净切片，同入锅中，加适量水，调味，煮熟后加入适量蜂蜜和少量食盐，吃菜喝汤，每日 2 次。

功效：清热行气、润肠通便。

蜂蜜柚子茶

材料：柚子 1 个（500 g 左右），蜂蜜 200 g。

做法：将柚子果肉剥出掰碎，加水 1 碗，大火开锅后改小火慢炖，熬至略黏稠，仅有少量汤汁时关火，待柚子汤汁冷却至约 65℃时，放入蜂蜜搅拌均匀，装入密封的瓶子中，冷藏。服用时温水冲调，每次 1～2 瓷勺，晨起佐餐服用。

功效：清热润肠通便。

三汁饮

材料：西瓜 1 个，梨 4 个，白菜 2 棵。

做法：以榨汁机榨取西瓜汁 150 mL，梨汁 80 mL，白菜汁 50 mL，混合后饮用。

功效：清热生津、润肠通便。

香蕉萝卜芹菜汁

材料：香蕉 1 根，萝卜 100 g，芹菜 100 g。

做法：萝卜、芹菜洗净切段，香蕉剥皮后一同放入榨汁机内榨汁饮用。

功效：清热行气、润肠通便。

蜂蜜梨

材料：梨1个，蜂蜜适量。

做法：将梨洗净，在梨身上部1/3处切断，将梨核挖出，并向挖出的口中放入蜂蜜，接着把切去的那部分盖上。将梨放入碗中，开口向上，隔水蒸15分钟，取出趁热服用。

功效：清热生津、润肠通便。

（二）气秘

临床表现：大便干结，或不甚干结，欲便不得出，或便后不爽，肠鸣矢气，嗳气频作，胁腹痞满胀痛；舌苔薄腻，脉弦。

饮食要点：宜进食疏肝理气之品，如玫瑰花、薄荷、陈皮等，多食用粗纤维食物；忌食肥甘厚腻、难消化食物，适当增加运动、保持良好心态。

【推荐食疗方】

胡萝卜拌菜芯

材料：胡萝卜100 g，白菜芯500 g，芝麻酱、香油、白糖、米醋适量。

做法：将胡萝卜、白菜芯切丝后加入芝麻酱、香油、白糖、米醋适量，拌匀食用。

功效：行气通便。

红薯牛奶粥

材料：红薯250 g，牛奶100 g，大米100 g。

做法：红薯切碎与大米同煮，煮至半熟，放入牛奶继续煮至大米熟关火，温服。

功效：润肠通便。

萝卜饮

材料：白萝卜150 g，胡萝卜50 g，冰糖20 g。

做法：将白萝卜、胡萝卜切块，煮烂后加入冰糖食用。

功效：行气润肠通便。

香蕉粥

材料：香蕉200 g，大米50 g。

做法：大米加水煮熟后放入香蕉再煮3分钟关火，晾温后食用。

功效：润肠理气通便。

解郁茶

见本章第六节"解郁茶"。

（三）冷秘

临床表现：大便艰涩，腹痛拘急，胀满拒按，胁下偏痛，手足不温，呃逆呕吐；苔白腻，脉弦紧。

饮食要点：宜进食具有温热、润肠通便功效的食物，如牛肉、羊肉、桂圆、生姜、高良姜、胡椒；忌食寒凉生冷食物。

【推荐食疗方】

姜汁拌菠菜

材料：菠菜 250 g，生姜 30 g。

做法：将生姜切末，菠菜切段后用开水煮 1 分钟捞出，加入姜末，根据口味加入适量酱油、醋、香油、花椒油，拌匀食用。

功效：温胃散寒通便。

酸辣白菜

材料：白菜帮 150 g，干红辣椒 2 个，植物油、醋、食盐、白糖、生姜丝、葱花、湿淀粉适量。

做法：将白菜帮、干红辣椒切丝，锅中加入植物油，待热后加入干红辣椒丝、生姜丝，炒香后放入白菜帮丝，待熟后加入醋、食盐、白糖、葱花、湿淀粉，醋熘炝炒。

功效：温胃散寒通便。

猪肺煲

材料：猪肺 250 g，肉桂 10 g，生姜 30 g，食盐、味精、香油、胡椒粉适量。

做法：将猪肺切小块，生姜切片，与肉桂一同放入锅内加水适量煮至肉熟，加入少量食盐、味精、香油、胡椒粉调味。

功效：温阳散寒、理气通便。

韭菜大米粥

见第三章第三节"韭菜大米粥"。

羊肉炒芹菜

材料：羊肉 30 g，芹菜 100 g，生姜、葱白、食盐适量。

做法：将羊肉、芹菜洗净切丁，生姜、葱白切丝爆锅出香后加入羊肉丁、芹菜丁，炒熟后加入食盐调味即可食用。

功效：温阳散寒、行气通便。

❈ 虚 秘 ❈

（一）气虚秘

临床表现：大便干或不干，虽有便意，但排出困难，用力努挣则汗出短气，便后乏力，面白神疲，肢倦懒言；舌淡苔白，脉弱。

饮食要点：宜进食补气润肠之品，如黄芪、山药、白扁豆、人参、黑芝麻、坚果、大枣、银耳；忌食辛辣刺激性食物。

【推荐食疗方】

黄芪银耳羹

材料：黄芪20 g，干银耳5 g，蜂蜜适量。

做法：将干银耳泡发备用，黄芪放入锅中，加800～1 000 mL水，文火慢煎30分钟左右，过滤取其药液，在黄芪药液中加入泡发好的银耳，小火慢炖至银耳软糯出胶，再兑入适量蜂蜜即成，分2～3次服用。

功效：补脾益气、润肠通便。

人参芝麻饮

材料：人参5～10 g，黑芝麻15 g，白糖适量。

做法：将黑芝麻捣烂备用，人参放入锅中，加水500 mL，文火慢煮30分钟后过滤取其药液，将黑芝麻及适量白糖加入人参水中煮沸即可。

功效：补脾益气、润肠通便。

补脾饮

见本章第七节"补脾饮"。

红薯山药粥

材料：红薯、山药各100 g，白糖适量。

做法：将红薯、山药去皮洗净，切成小块，一同放入锅内加水适量，煮熟后加入白糖适量调味即可。

功效：补益脾胃、润肠通便。

杏仁乳

材料：杏仁10 g，鲜牛乳50 mL，大米100 g，白糖适量。

做法：将杏仁洗净，研成细粉备用，再将大米洗净，放入锅内，加水适量，武火煮开后，调入杏仁粉，改用文火继续煮至米熟时，调入鲜牛乳、白糖，拌匀即成。

功效：滋养脾胃、理气润肠、通便。

（二）血虚秘

临床表现：大便干结，面色无华，皮肤干燥，头晕目眩，心悸气短，健忘少寐，口唇色淡；舌淡苔少，脉细。

饮食要点：宜进食养血润肠之品，如当归、阿胶、大枣、桑葚、桂圆、猪肝、羊肝；忌食辛辣刺激、寒凉生冷及油腻难消化食物。

【推荐食疗方】

黑芝麻大枣粥

材料：黑芝麻粉 30 g，小米 50 g，大枣 10 枚。

做法：将小米、大枣洗净后加水适量煮粥，粥好后调入黑芝麻粉，早晚食用。

功效：养血润肠通便。

芝麻桂圆粥

材料：黑芝麻 20 g，桂圆 20 g，大米 100 g，白糖适量。

做法：先将黑芝麻炒出香味备用，再将洗净的大米、桂圆放入锅内，加水适量，武火煮开后，改用文火继续煮至米熟时，调入黑芝麻和白糖，拌匀即成。

功效：补益精血、滋润肠道、通便。

母鸡煲

材料：母鸡 1 只，龙眼肉 30 g，核桃仁 30 g，大枣 30 g，枸杞子 30 g，冰糖 20 g，料酒、花椒水、葱、姜、食盐各适量。

做法：将母鸡切块，大枣去核。将上述食物同调料（除食盐外）一起放入盆内，加清水适量，上屉蒸 2 小时，放入食盐调味即成。

功效：滋补肝肾、养血润肠、通便。

菠菜大枣粥

材料：菠菜 150 g，大枣 10 ~ 15 枚，大米 100 g，食盐适量。

做法：先将菠菜洗净，放入开水中焯一下，捞出切段备用，再将大米、大枣洗净，放入锅内，加水适量熬煮，米煮熟时放入菠菜，继续煮 3 分钟，放入食盐调味即可。

功效：滋阴补血、生津润燥、通便。

桑葚膏

材料：桑葚 500 g，蜂蜜适量。

做法：将桑葚洗净，加水适量，文火煎煮 30 分钟后过滤出汤液，加水再煎，共取汤液 2 次，合并汤液，再以文火煎熬浓缩汤液至较黏稠时，加适量蜂蜜，煮沸停火，待冷装瓶备用。每次服 1 匙，以沸水冲化，每日服 2 次。

药食同源调
脾胃
药膳

（三）阴虚秘

临床表现：大便干结，形体消瘦，头晕耳鸣，两颧红赤，心烦少寐，潮热盗汗，腰膝酸软；舌红少苔，脉细数。

饮食要点：宜进食养阴生津、润肠通便之品，如黑芝麻、桑葚、铁皮石斛、银耳、山药、梨；忌食辛辣刺激、温热香燥、油腻及高热量食物。

【推荐食疗方】

枸杞子炖银耳

见第三章第三节"枸杞子炖银耳"。

五仁粥

材料：松子仁 10 g，甜杏仁 6 g，核桃仁 12 g，花生仁 8 g，薏苡仁 10 g，新竹笋 15 g，大米 100 g。

做法：将上述食物洗净，加入 1 000 mL 清水，慢火熬煮至粥如糜状，分 2 次食用。

功效：滋补肝肾、润肠通便。

沙参老鸭汤

见本章第五节"沙参老鸭汤"。

鸭梨麦冬汤

见本章第五节"鸭梨麦冬汤"。

乌梅生地黄汤

见本章第五节"乌梅生地黄汤"。

（四）阳虚秘

临床表现：大便干或不干，排出困难，小便清长，面色白，四肢不温，腹中冷痛，腰膝酸冷；舌淡苔白，脉沉迟。

饮食要点：宜进食具有温补阳气、润肠通便之品，如牛肉、羊肉、桂圆、高良姜、胡椒、花椒、八角、韭菜、茴香；忌食寒凉生冷食物。

【推荐食疗方】

羊肉羹

材料：瘦羊肉（煮熟）80 g，羊肉汤 60 mL，鲜姜汁、蒜泥、料酒、食盐、淀粉适量。

做法：煮熟的瘦羊肉用刀背砍成泥状，置碗中，注入羊肉汤，放少许鲜姜汁、蒜泥、料酒、食盐、淀粉，拌匀后置笼上蒸45分钟，热食。

功效：温阳润肠通便。

核桃仁粥

材料：核桃仁 30 g，大米 50 g。

做法：核桃仁，研成膏状，注入 50 mL 热水拌匀滤汁；大米煮粥，米熟烂后将核桃汁加入再煮半小时即可。

功效：温补肾阳、润肠通便。

韭菜炒菠菜

材料：鲜韭菜、鲜菠菜各 100 g，葱、生姜、食盐适量。

做法：将鲜韭菜、鲜菠菜洗净后切段，葱洗净后切段，生姜洗净后切片，葱段、姜片爆锅后放入鲜菠菜、鲜韭菜，炒熟后加入食盐调味即可。

功效：温补肝肾、理气通便。

枸杞子猪骨汤

材料：枸杞子 50 g，猪骨 200 g，肉桂、胡椒、生姜、葱白、食盐、食用油适量。

做法：将猪骨洗净后剁成小块，锅内放食用油将生姜、葱白爆香后放入猪骨煸炒3分钟，放入枸杞子、肉桂，加清水适量，小火慢炖 40 分钟，加入食盐、胡椒调味后即可食用。

功效：滋补肝肾、温补脾胃、润肠通便。

黄酒核桃泥

材料：核桃仁 5 枚，黄酒、白糖适量。

做法：将核桃仁捣碎，放入锅中，加入白糖和黄酒，加适量水，武火煮开后，改用文火继续煎煮 10 分钟，拌匀即成。

功效：温补肾阳、理气、润肠通便。